働くあなたの快眠地図

按圖索驥保你一生舒眠！
高效工作者必備

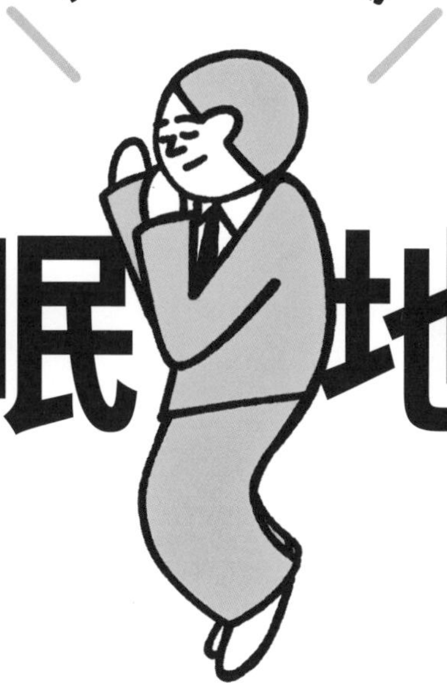

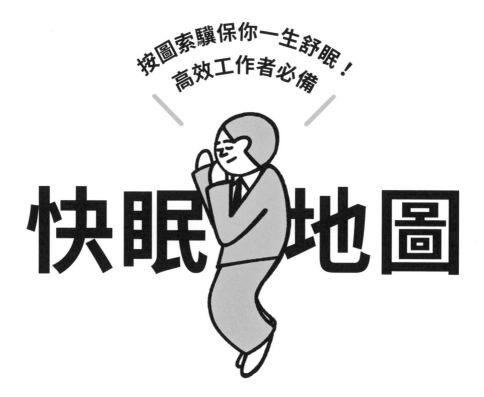

快眠地圖

角谷 Ryo——著
陳聖怡——譯

人生其實有「快眠地圖」。
活在現今世界的所有居民，
卻沒有任何一個人知道。

The Map of Good Sleep

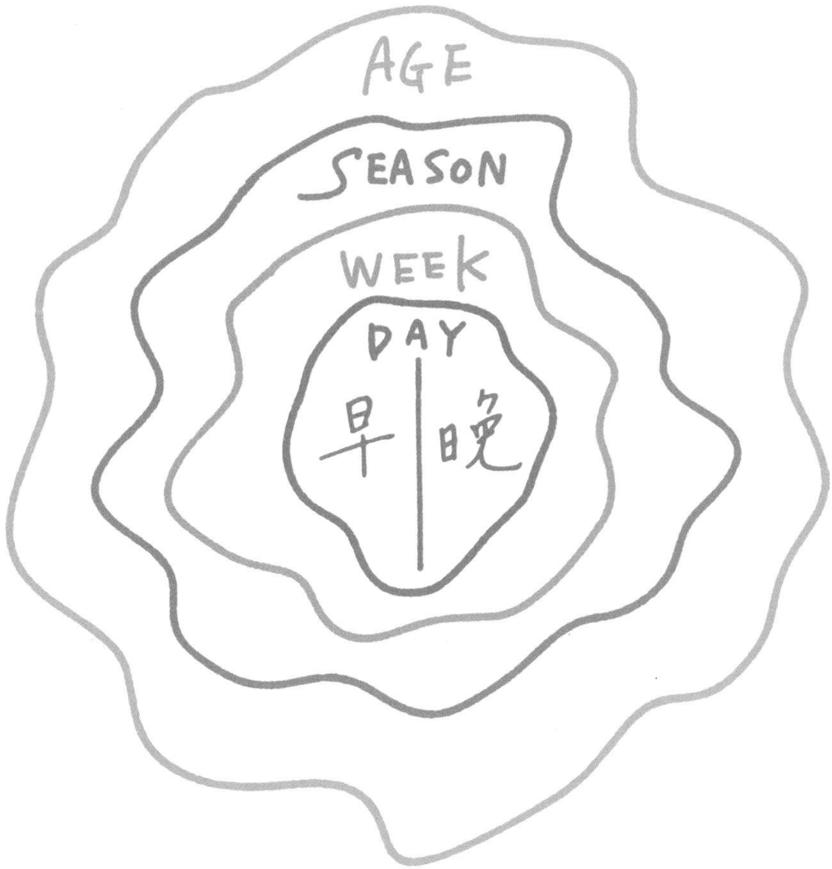

前言

對工作者來說最重要的不是飲食，也非運動，而是睡眠

我的工作是對各個企業有睡眠問題的工作者，進行「自主舒適睡眠」的輔導，稱作「睡眠教練」。這個職務很少人知道，說是幾乎無人知曉也不誇張。

我以睡眠教練的身分，從大型企業到中小企業、共一百二十家公司，輔導過累計六萬五千名以上有睡眠問題的商務人士。

事實上，我並非一開始就從事改善睡眠的輔導工作。

大約在十五年前，我辭去在神戶市政府的工作、獨立創業時，主要是指導商務人士做「肌力訓練」，讓他們能以最佳的體能狀態投入工作。

肌力訓練可以提高抗壓性、激發幹勁，有很多益於工作勞動的好處。然而實際上，我卻慢慢了解到，並不是只靠肌力訓練，就能打造良好的工作狀態。

大約在十年前，我考取了睡眠技師的高級證照，也同時進行睡眠和飲食的輔導，最多同時輔導過四百多人，在我取得這些人的檔案資料後，才發現**「工作者最煩惱的就是睡眠」**。

有飲食問題和缺乏運動的人也有一定的人數，但遠比有睡眠問題的人要少很多。

睡眠對於精神狀況和幸福程度，比起飲食和運動更加緊密相關。高醣飲食和缺乏運動雖然有害健康，但是對精神狀況和幸福感的影響卻不比睡眠失調嚴重。如果沒有充足的睡眠，就會變得精神不振，幸福感會急遽下降。

睡眠是做好工作最重要的因素，但是大多數人卻因爲無法獲得充足的睡眠而感到困擾。

我對有睡眠問題的工作者做了問卷調查「你想要實際改善自己的睡眠問題嗎？」結果回答「是」的人超過八成，這個數字遠比想改善飲食問題（約四一％）和想改善缺乏運動問題（約二三％）的人來得多。

這表示，大多數的工作者都想要設法改善「睡眠」。

之後，過去鮮少在檯面上曝光的「睡眠業界」出現了一個轉機——二〇一七年日本的流行語大獎中，「**睡眠負債**」一詞入選了前

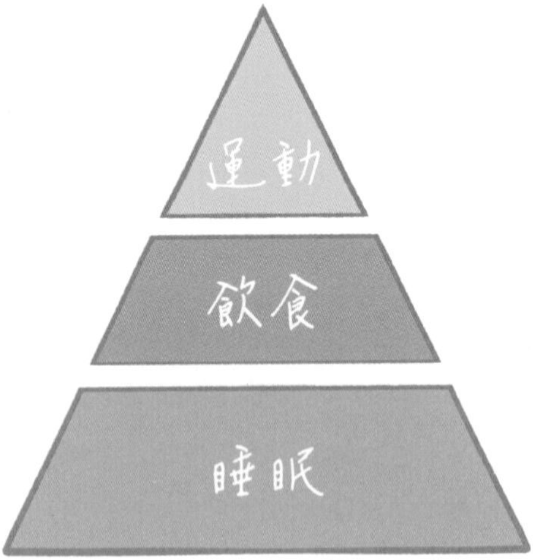

條件金字塔

十名，可見大多數人已不再是隱約感覺，而是清楚地認知到「睡眠很重要」了。

我順著這股趨勢，預測「應該會有更多人投入我這一行」，卻完全猜錯了。

現實中，這股「睡眠負債」風潮主要帶動的流行，是「高級床墊和高級枕頭銷售量暴增」「CPAP（改善睡眠呼吸中止症的持續性正壓呼吸器）的使用者增加」「舒眠類APP應用程式開始暢銷」，都是一些用錢就能解決問題的事物。

當然這些的確能夠改善睡眠，說來也是值得慶幸。

不過，**遺憾的是，大家因此建立了「花錢」就能好眠的觀念**。然而事實上，**幾乎所有人都可以做到不花半毛錢就能一夜好眠**。

當然，有些罹患發作性嗜睡病（Narcolepsy，即猝睡症），或是重度睡眠呼吸中止症的人，很難靠自己做到一覺好眠。不過，絕大多數人只要在平常花點小心思，或是布置好環境，就能舒適好眠。

我並不否認用錢解決也是個辦法。只是我更期待，每一個為生活打拚的人都能在愉悅的心情下掌握自己的睡眠特性、學會**可以用一輩子的舒眠技巧**，盡情揮灑人生。

這本書是我和編輯、插畫師用心製作而成，希望讓眾人再忙也能好好睡一覺，並且在季節轉換、年紀增長、組成家庭等，人生的各種時刻都能隨手翻閱。

祈願這本書對你和你的家人、身邊的人有所助益。

目次 CONTENTS

第1章
快眠地圖入門

第2章
「舒眠」相關的新常識

第3章 能操控「早晨」，就能操控睡眠

第4章

高效工作者的晚間生活

第5章 一週的生活方式會影響個人表現

第6章 對應每個季節變化的舒眠技巧

第7章 要隨年齡變換舒眠技巧

序章

對商務人士來說「舒眠」有其迫切性

今後的工作
講求的不是「Do」，
而是「Be」

絕大多數的工作者，都很重視工作的時間管理（Time Management）。「什麼時間、做什麼事」的觀點，從很久以前就是工作上很重要的因素。

然而，儘管大家都很在意**「什麼時候做什麼（Do）」**，卻鮮少有人在乎**「以什麼狀態來做（Be）」**。

這幾年來，即使條件不夠完善也能做到的簡單工作，以及不斷重複相同流程的業務，已經開始漸漸被電腦取代了。

今後需要由人親手處理的工作，似乎只剩下講求必須在「頭腦清楚的狀態」「精神百倍、能夠專心的狀態」「不疾不徐的穩定狀態」下完成的工作了。

舉例來說，以前廣告傳單業者的工作量十分繁重，如今只要從眾多設計模板中選出一個，再加上兩、三張照片和文案，就能做出高品質的傳單了。

這時的重點只有三個：「選出最佳模板」「選出最佳照片」「選出最佳文案」而已。

如此一來，**對從業員來說最重要的，就是如何保持最佳狀態來處理工作了。**

這裡只是舉一個比較簡單好懂的例子，但今後所有工作的重點已逐漸從「做什麼（Do）」變成「以什麼狀態（Be）工作」了。

如果能夠藉由舒眠，讓自己一早就用絕佳狀態開始工作的話，一整天大部分的時間都能以良好的狀態工作。

今後，從建立良好的狀態（Be）開始，以這個狀態學習（Know）、實行（Do）正確的知識和資訊，將會成爲所有商業領域的基本要求。

今後會是「Be」大於「Do」

❶今後的職場將會越來越重視，以「什麼狀態」來處理工作。

❷好好睡一覺，早晨以良好的狀態投入工作，才是高效率的捷徑。

❸先建立良好的狀態（Be），再學習（Know）、實行（Do）正確的知識和資訊。

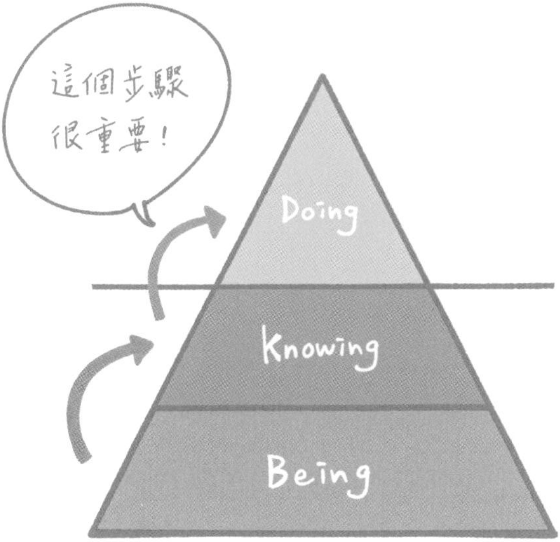

舒眠
可以解決商務人士的
不平等遭遇

我的服務對象從老闆到新進員工、公司裡所有階層的商務人士，並幫他們做舒眠輔導，基本上是要指導有睡眠失調問題的人，所以我會事先對全體人員做睡眠評量和心理健康測驗。

根據各個論文和研究，可以得知「睡眠失調」和「心理健康失調」有密切關係，實際上，我們對超過五千名客戶所做的評量結果，也確定睡眠失調（失眠程度）和心理健康（憂鬱程度）有「很高的正相關」（參照025頁的圖表）。

即使工作內容和隸屬部門相同，只要改善睡眠失調，「心理健康指數」和「幸福度」就會連帶等比例地改善。

當今時代，沒有哪一份職業是可以保障未來安穩無虞的鐵飯碗，不論哪個行業、哪間公司，都會有令人焦慮、壓力山大的環境，所以承受壓力的人才會越來越多。

即便是在同一個職場環境下，有人可以安睡，也有人會失眠；一邊是

「睡得好，精神佳」，另一邊是「睡不著，狀況差」，現實就是會有這種不平等遭遇。

而睡眠的差異又會直接影響到「心理健康」和「幸福度」，所以這種不平等並不只是薪資的差別而已。

不過，只要學會基本的技巧，不必花一毛錢就能彌補這種「睡眠落差」。如果是「飲食」的落差，就必須花費金錢和工夫才能彌補，倘若到了必須運動的程度，還會更加辛苦。

但是，**調理睡眠並不需要花費金錢和工夫**。

我這麼說或許有點粗暴，但不論未來再怎麼茫然、承受多大的壓力，只要晚上能夠好好切換狀態、舒服睡一覺的話，今後的日子肯定會過得更輕鬆。如果能在早晨消除所有疲勞、神清氣爽地起床，不管什麼困難都可以更輕易地克服。

「舒眠技巧」對所有商務人士來說，是必備的技能。

「舒眠技巧」是商務人士的必備技能

❶睡眠失調和心理健康失調有「強烈的正相關」。

❷睡眠失調與飲食、運動相比，不需花費金錢和工夫就能解決。

❸比起工作上的各種不平等遭遇，消除睡眠上的不平等比什麼都重要。

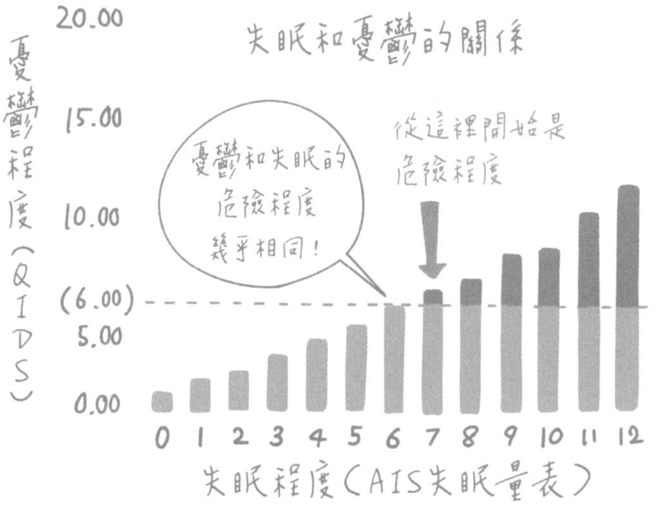

6039名20～50多歲在職男女（Lifree調查）

忙碌的工商社會，
光是單純地生活，
就會造成睡眠失調

「日本的睡眠環境是全球最惡劣的，且睡眠失調造成的經濟損失也非常大。」

各位是否曾經聽過這個傳聞呢？

想必大家都會覺得，自己和身邊的人度過夜晚的方式並沒有那麼糟糕，而且其他國家的人也會在晚上滑手機和打電玩遊戲吧……

然而，**根據多項調查的結果，日本是睡眠失調比例全球最高的國家**。平**均每個人因睡眠失調造成的經濟損失，也是全世界最大**。

其實，在日本單純地生活卻還是出現睡眠失調，可以推測出幾個原因。

首先，就是**夜晚的燈光太亮**。

基本上，日本住家的夜間照明與外國相比，顯得明亮許多，亮到每個人都會睡眠失調的程度。

根據某項調查顯示，店鋪內的夜間亮度，日本比起海外各國還要明亮約四〇%，公共設施的亮度，甚至是外國的五倍。

以前，我在睡眠教育機構學習「夜間照明情況」時，就聽過「只要調暗便利商店的燈光，銷售額就會下降」。某大型連鎖超商曾經爲了避免造成顧客睡眠失調，而稍微調暗了店內的夜間照明，結果導致顧客流量下降、銷售額減少，於是又恢復了原本的亮度。

另一個容易睡眠失調的原因，就是**多達八〇%的人有不安基因**。所謂的不安基因，是一種叫作血清素轉運體S型的基因，會使精神出現不安傾向，而日本人擁有這項基因的比率特別高。

所以，日本睡眠失調的人口最多，是起因於「晚上睡不著」這類失眠方面的失調。我想很大的原因，恐怕是受到日本人的不安基因所影響。

從這裡可以得知，只是過著極爲單純生活的人，也很有可能產生睡眠失調的問題。

高光害、不安基因是讓人容易睡眠失調的主因

❶ 一般住家的夜晚標準亮度，也很可能導致睡眠失調。

❷ 公共環境的夜間照明偏亮，這種狀況並無法改善。

❸ 擁有不安基因的人，夜晚容易陷入煩惱。

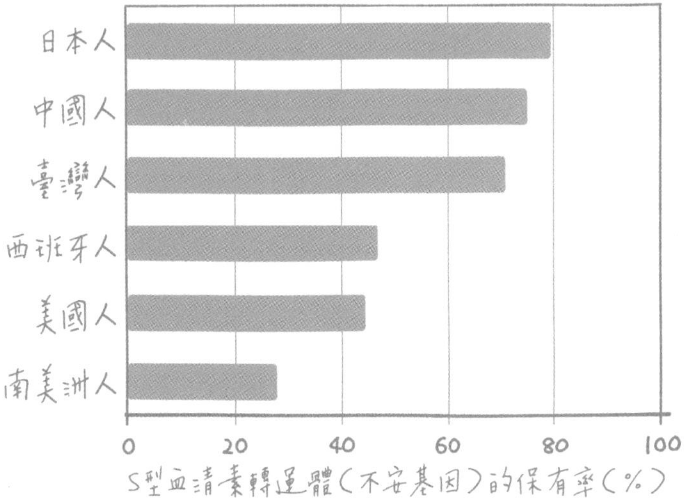

出處：山本潤一著《控制不安基因，心情一瞬間變得輕鬆》

睡眠失調的
最大壞處，
就是導致人際關係惡化

所有的業種當中，有個行業投注了大量心力在改善員工的睡眠上，那就是交通運輸業。尤其是載運許多乘客的飛機、電車捷運、巴士的駕駛員，改善睡眠在現在已經是理所當然的事。

這個業界是在駕駛員因睡眠失調而在駕駛途中打瞌睡，多次造成大量死亡事故之後，才開始致力於改善睡眠。

實際上，嚴重的睡眠不足，導致交通意外的可能性會升高至五到七倍，即使沒有載運乘客，爲車輛駕駛人員改善睡眠失調問題，依然是當務之急。

這可以說是爲了防範交通事故而著手改善睡眠；但歐美各國的主流想法卻是——**改善睡眠是爲了「防止溝通惡化」**。

睡眠不足導致自己爲了一點小事而感到暴躁、敷衍了事，任誰都有過這種經驗。或許很多人會覺得，就算只是一點點溝通不良，應該也不至於對工作造成多大的影響。

但是，經過科學實證，一旦有睡眠失調的問題，不只是對當事人，對其周遭的人也會造成不良影響。例如，**研究已經證明當自己睡眠失調時，與身邊的人「互動」的程度會大幅下降**。

因爲，人都會下意識地避免接近睡眠失調的人。

此外，**睡眠失調還會使當事人更加不受周遭的人信任**。如果團隊裡有個睡眠失調的成員，該團隊的團結向心力就變得低落。

現代的工作大多是依靠團隊合作、聯手來創造工作的成果。不僅如此，團隊的團結向心力和互信關係也越來越重要。所以，會嚴重拉低這些重大因素的睡眠失調問題，對於不開車的通勤上班族來說，也很有必要改善。

「睡眠失調」會使人際關係惡化

❶改善睡眠不只是為了預防交通事故，也是為了防止人際關係惡化。

❷睡眠失調會讓自己和身邊的人不願意互相信任，造成工作糾紛。

❸在今後的商業領域，最重要的是大家都能舒適好眠、完成工作。

人會在下意識迴避睡眠失調的人！

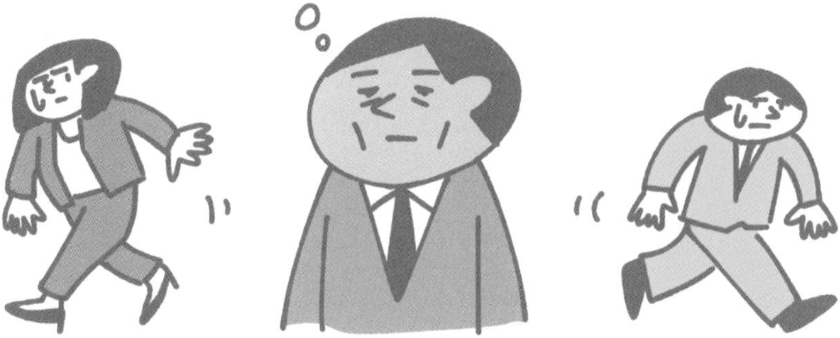

第1章

快眠地圖入門

人生有「快眠地圖」

我們這一生，有三分之一的時間都在睡覺。

但是，具備**「正確的睡眠知識」**的人，又有多少呢？

有些國家會在學校開設教育睡眠重要性和技巧的課程，有些公司也會讓員工學習睡眠相關知識與接受睡眠輔導。

但**相較之下，絕大多數的人都沒有機會學習「睡眠」**。根據日本文部科學省的調查結果，高中生有六〇％以上、大學生有八〇％以上「在課堂中想睡得不得了」，而這個比例是美國的三倍以上*。

長大成人以後，這種情況就更加嚴重，某項調查結果指出，**成人有六〇％以上符合國際標準中的「有強烈失眠疑慮」或「有輕微失眠疑慮」**。

這件事可以讓人感受到，日本在睡眠教育方面有待加強。

然而實際上，雖說是「教育」，但只要讓孩子學過一次「睡眠的基本原則」後，接下來只要在每個年齡層、每個人生階段補充必要知識就可以了。

因此，要得到「香甜舒適的睡眠」並不是那麼困難的事。

不過，人類的舒眠技巧，需要隨著生活的場景做變化。爲了因應這個變化而生的，就是本書的主旨**「快眠地圖」**。

快眠地圖大致可以分爲**①早晨**（DAY）、**②夜晚**（DAY）、**③一週**（WEEK）、**④季節**（SEASON）、**⑤年齡**（AGE）這五個，而且各個地圖都有因應的舒眠技巧。早晨的舒眠對策、睡前的舒眠對策、以週爲單位的舒眠技巧、各個季節和年齡層的舒眠技巧……全都不盡相同。

人類從出生到死亡，都需要「人生的舒眠技巧」來幫助入睡、成就人生。這本《快眠地圖》，就是爲了滿足這件事而寫成。人生會有各式各樣的突發事件，但只要有這本《快眠地圖》就不必擔心了。在失眠的時刻，翻出自己需要的那張地圖讀一讀，一定能夠獲得舒眠的啓示！

*兒福聯盟二〇一九年的調查資料指出，臺灣國高中生平均一天睡六．九小時，且有六四．六%的人覺得睡眠不足。

有了《快眠地圖》，一生都能好眠

❶不少國家都沒有教育人民學習「舒眠」的方法。

❷放眼全世界，日本是小孩和大人最無法舒適入眠的國家。

❸只要活用快眠地圖，人人隨時都可以舒適入睡。

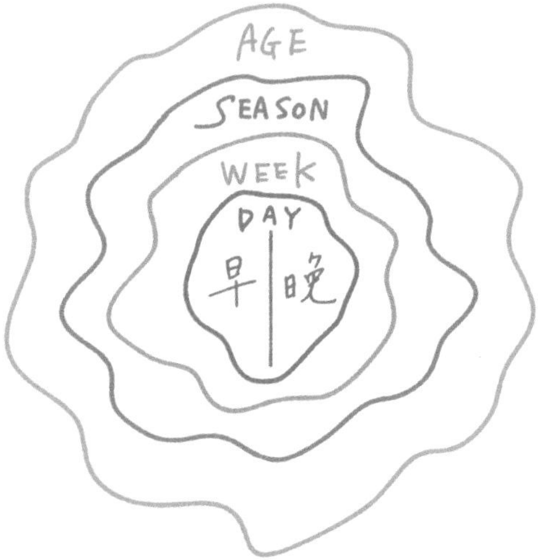

快眠地圖

越清楚自己
「為什麼想好好睡覺？」
就越容易獲得「舒眠」

你爲什麼會翻閱這本書呢？

不論是工作中或私底下都非常忙碌，無法增加更多的睡眠時間，但你還是想解決上班時愛睏的問題。或者，你不管睡多久都一樣累，所以想要知道怎麼樣才能神清氣爽地起床……理由應該有很多。也可能你只是心裡默默覺得「希望可以舒適好眠」，才會翻開這本書。

還有一種可能是，你在電視節目或書上看到「舒眠可以讓頭腦變聰明」「重返年輕」之類的資訊，所以才想試試看。

我至今已爲六萬五千名以上的商務人士做過舒眠輔導，其實，這當中有很多人並沒有很明確的「想要舒眠的理由」。**因爲，每天睡眠不足、疲勞直到早上都沒有消除的狀態，久而久之讓他們覺得「這很正常」**，所以才沒有**產生想要改善的強烈欲望**。而且，「舒眠」和減肥不同，沒有體重、腰圍這類明確的指標，所以不易激發大家挑戰的意願。

各位都已特地翻開這本書了，就讓我來教教大家舒眠的終極祕招吧。

要將睡眠失調改善到「舒眠」的程度，就需要稍微探究一下「你爲什麼會想要舒適的睡眠？」

事實上，根據實證，只要釐清這個「爲什麼」，並且順著地圖指示進行，絕大多數的人（九四％）都能舒適好眠。

目前，各位想要舒眠的理由，應該都是爲了改善「想消除睡意」「希望早晨時，疲勞全消、神清氣爽地起床」「不想拖拖拉拉地賴床」等負面的缺失吧。

除了這些理由之外，請各位寫出「在成功消除疲勞、清爽地起床後，每天早上都眞心想做的事情」「假日清爽地早起後想要做的事」。解決負面缺失後，想要獲得的正面收穫，只要從這兩個角度確定自己「爲什麼想要舒適的睡眠？」成功機率就會大幅提升。

你為什麼會想要有舒適的睡眠？

❶改善睡眠不像減肥，沒有清楚可見的指標和效果，所以不容易成功。

❷釐清造成自己睡眠失調的缺失當中，最迫切需要解決的事。

❸只要釐清自己在獲得舒適睡眠後，平日和假日多出來的時間想要做什麼，舒眠成功率就會大幅提升。

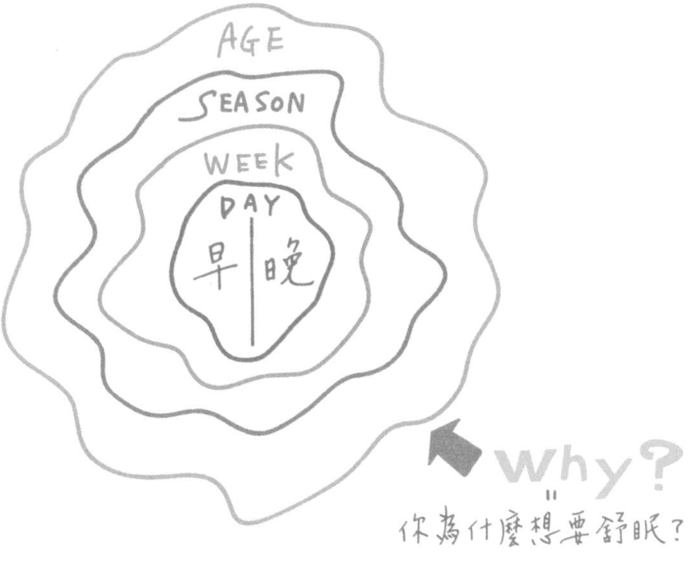

只要確立

一天（DAY）的舒眠模式，

舒眠就等於成功了一半

減肥基本上只要減少進食量、增加運動量就好，這一點大家應該都知道。但是睡眠不一樣，有時候睡得很少，早上醒來卻神清氣爽；有時候睡了很久，卻完全起不了床，讓人不知該如何是好。實際上，建立自己的最佳睡眠模式是很複雜的事，不可能在短期內得到答案。

不過，只要腳踏實地累積經驗，人人都可以找出真正適合自己的睡眠模式，在任何季節、任何時期都能舒適好眠。

舒眠的第一步，就是建立「基本的一日舒眠模式」。

首先，大致建立好適合自己的早晨生活方式、夜晚生活方式、適合自己的就寢時間與起床時間。接著再建立符合自己體質和工作的舒眠模式，讓一整週都能過得舒適愉快。只要能夠做到這些，不論在哪個季節，或是在換季時期、繁忙時期，甚至一整年都能舒適好眠。

最後，如果能夠做到因應年齡增長、開始有了伴侶或家人時的舒眠對策，那麼你的人生就能一直擁有舒適好眠。

但是，請記住，這段過程依然要先從建立一日的基本舒眠模式開始做起。

舒眠的基本，就是「身心狀況在當天內都能充分恢復」。

研究指出，如果連續幾天睡眠不足，睡意可以透過補眠來消除，但是無助於恢復個人表現。

根據研究，我們**一天的生理時鐘平均為二十四小時又九分鐘**，多出了九分鐘。生理時鐘的誤差造成的疲勞很容易累積下來，所以，利用每日舒眠來重新設定時鐘，是最簡單又有效果的方法。

只要先熟悉適合自己的夜晚和早晨的生活方式，就等於已經走完「舒眠」之道的一半路程了。

首先要建立最適合自己的基本舒眠模式（DAY）

❶我們很難得知該如何改善睡眠，所以要按部就班地前進。

❷舒眠的基本，就是在當天透過好睡恢復原狀。

❸只要能夠做到一日的舒眠模式，改善睡眠就等於成功了一半。

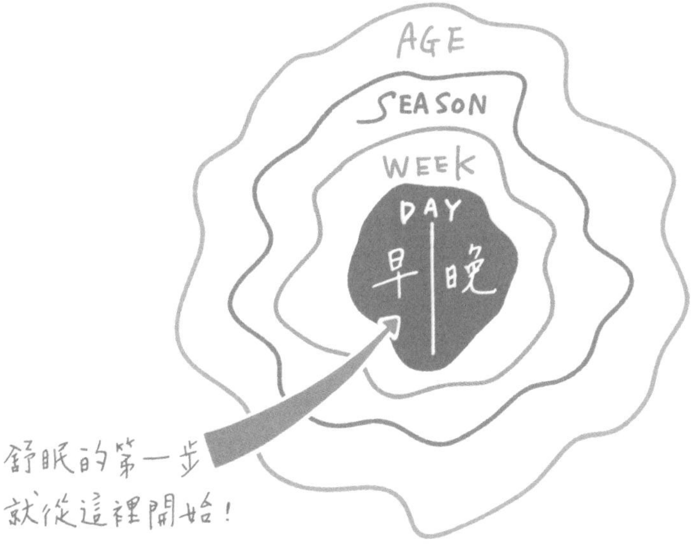

週一早上晨起不順，
會對一整週（WEEK）
造成不良影響

很多商務人士會將睡眠分成平日模式和假日模式，根據調查，假日的睡眠時間平均比平日要多一小時二十四分鐘。

姑且不論這大約一個半小時的睡眠時間差距是否恰當，對商務人士來說，最佳的一週舒眠模式要根據星期幾來稍做變化，才是最正確的。

近年來工作方式變得更爲多元化，但目前仍以每週上班五天爲主，現在就以此爲例來看看吧。首先，**在最重要的起跑點、週一的早晨清爽地醒來。這對商務人士來說非常重要。**

要是週一一早晨起不順利，就會進入以下循環：個人表現低落，而且這個狀態幾乎持續一整週。在一週的後半段，爲了趕上工作進度，不得不犧牲睡眠，一到週末放假就在家裡倒頭呼呼大睡。

因此，**爲了拿出最好的成果，週一就要以最佳狀態清爽地起床。然後爲最容易累積疲勞的週四做好準備，在平日的中間稍微多睡一點，以便恢復體力。**

如此一來，你就能在平日發揮出最佳的個人表現。

很多人無論如何都想在週末熬夜做自己喜歡的事。好不容易平日都睡得很好，卻拉低了週末的幸福度，而導致血本無歸；所以即使週末熬夜，基本上也要安排好睡眠模式，讓疲勞不會留到週一早上，並保證可以清爽地起床。

當然，每週都會因爲工作而產生波動，每個人的疲勞高峰日也會因爲各別的體力而異，不過基本的概念是相同的。

這個用一整週來調整的概念，可以應用在所有工作、所有模式上。建議大家一定要用自己的工作來嘗試建立睡眠模式。

建立一週的最佳舒眠模式（WEEK）

❶絕大多數人的睡眠會分成「平日」和「假日」兩種模式，但光是這樣並不夠。

❷最重要的是週一務必以最佳狀態起床。

❸只要平日的疲勞能用平日的睡眠修補，就能享受週末熬夜的樂趣。

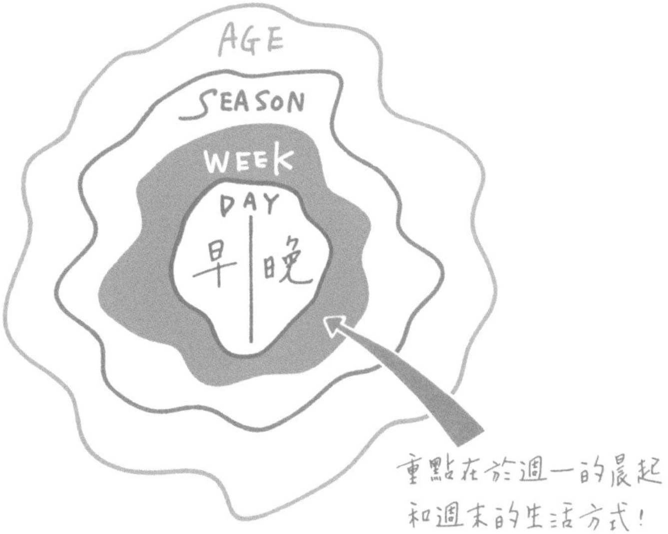

對應各個季節、換季時期（SEASON）的舒眠技巧

「春眠不覺曉」，春天總讓人禁不住睡過頭，而沒發現已經早上了。常聽說，就連平常可以早起的人，只要一到春天就會很難起床（我也是）。到了夏天以後，會提早甦醒的人變多了，所以清晨的公園和散步路徑上的人口密度都會提高。

不曉得大家知不知道，睡眠時間和睡眠模式都會隨著季節改變。事實上，了解睡眠要隨著季節做變化，並因此而能一整年都有好表現的人並不多。

在本書的〈第6章〉，會指導大家**因應季節變化的舒眠技巧和睡眠模式配置**。

近年，每四個人當中，就有一個人會因為低氣壓引發頭痛等，身體不適的「低氣壓抑鬱」。

提到季節，梅雨時期的氣壓變化最劇烈，很容易產生低氣壓，因此若是不刻意花心思因應，就很難舒適好眠。

同樣地，實際上除了各個季節的對策以外，**「換季時期」的氣溫和氣壓變化都很劇烈不穩定，所以需要花費更多工夫和對策。**

人類的身體有適應能力，因此在一直很熱或很冷、毫無變化的狀況下，並不會感受到什麼壓力。

但是，如果氣溫突然變熱或變冷、環境隨著日子變化，身體就無法因應，導致白天的壓力變大。而且會連睡眠的變化也無法應對，進入睡眠品質低落的惡性循環，使個人表現大幅下降。

對本來就處於高壓力狀況下的商務人士來說，「換季時期」的舒眠對策，豈不是必備的技能嗎？

「好像漸漸有點冷了欸」如果各位能在感受到季節變化的時刻翻閱本書，就太好了。

每到春夏秋冬、換季時期都要改變舒眠對策

❶最佳睡眠時間會因各個季節而改變。

❷換季時期是身體最容易感覺到壓力的時候，必須應對得宜。

❸如果在換季時期能夠舒適好眠，會是很大的優勢。

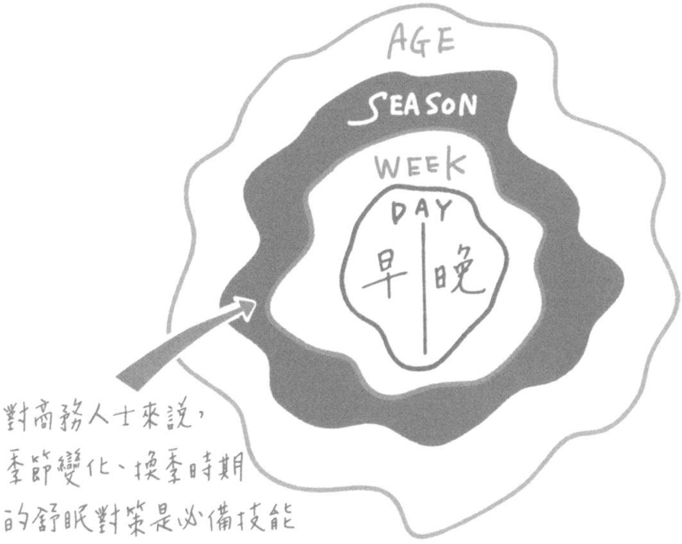
AGE
SEASON
WEEK
DAY
早
晚
對商務人士來說，
季節變化、換季時期
的舒眠對策是必備技能

根據年齡（AGE）和人生大事轉換最佳舒眠對策

人隨著年齡逐漸增長，會在一大清早就自然醒來。

這並不是身爲社會人士的意識提升的關係，很遺憾地，這只是單純的老化現象，是人體所需的睡眠時間和體內節律隨著年齡改變的結果。

日本厚生勞動省的睡眠指南裡也明文寫道，「睡眠會在上了年紀後變成清晨型」。**幾乎所有人的最佳睡眠時間和模式，都會因年齡增長而逐漸變化。然而，大多數人卻不知道這個事實，以爲自己的最佳睡眠時間會一直保持不變。**

雖然不需要太過神經質、經常改變睡眠時間和模式，不過每十年重新評估一次是比較好的。

在災厄之年*、更年期等期間，身體的代謝與內分泌平衡會出現明顯變化，因此建議各位可在這些身體變化劇烈的時刻重新評估睡眠時間。

另外，和「年齡」一樣重要，需要多花心思調整睡眠的是「結婚（同居）」和「生小孩」這些**人生大事的時期**。

因應年齡的舒眠對策是個體專屬的方法，調整起來並不會太困難；但是，人生大事則會牽涉到自己以外的人，因此難度會提高數倍。例如「舒適入眠的室溫」，就有非常大的男女差異，會讓人不知道室溫到底應該配合誰的感受才好。又或者在生了小孩以後，嬰幼兒的睡相都很差，所以夫妻需要勤於溝通討論、設法將影響減到最小限度，這在一般的改善睡眠書裡根本不會提到，因此絕大多數人只能束手無策、默默地等到小孩長大。

本書〈第7章〉**會具體傳授因應年齡的舒眠技巧，以及可以實際用來應對這些人生大事的舒眠對策**。請大家一定要善加利用。

*日本也有犯太歲的概念，但與台灣依生肖決定不同，民俗命學認為人的一生有三大「厄年」，即多災厄之年，男性是二十五、四十二、六十一歲；女性則在十九、三十三、三十七歲時。客觀來說，這六個厄年通常是人體生理變化劇烈時期，男性是擔負工作和家庭責任，女性則是結婚和生子。

舒眠對策需要依年齡和人生大事做改變

❶睡眠會隨著年齡增長而逐漸改變，因此需要不斷修改對策。

❷睡眠狀態在年齡層提高、生理變化明顯，如懷孕、更年期、職務變遷……等時期很容易改變。

❸像是新增家庭成員這類牽涉到自己以外的人的睡眠，需要個別的對策和知識。

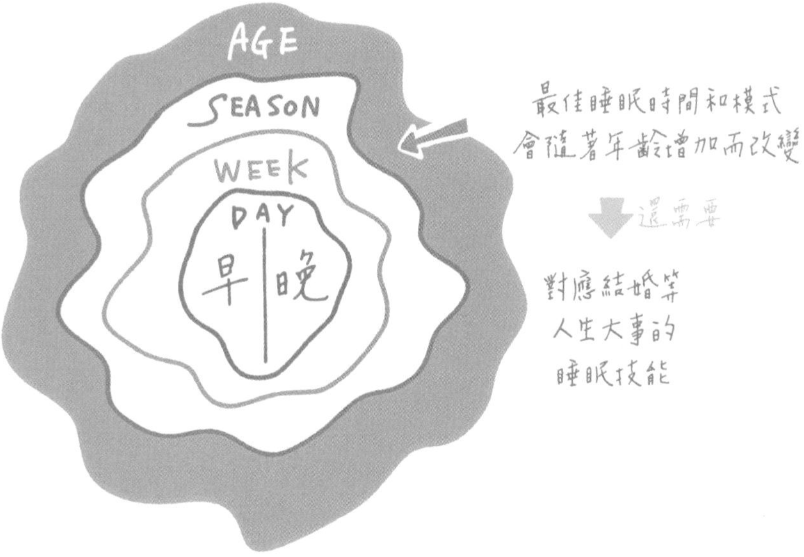
AGE
SEASON
WEEK
DAY
早
晚
最佳睡眠時間和模式
會隨著年齡增加而改變
還需要
對應結婚等
人生大事的
睡眠技能

睡地板和床鋪的品質一樣嗎？

知名的極簡主義者澀谷直人和其他各方人士，都介紹過一篇談論〈直接睡地板和睡高級床鋪的睡眠品質並無差異〉的論文。在部落格和 YouTube 影片也經常有人提起這件事，甚至實際開啓在地板上睡覺的生活。

這篇看似都市傳說的論文，其實是真的，這是來自於美國史丹佛大學、設立了全球第一座睡眠障礙中心的睡眠學權威威廉·德門博士的研究。

起初，這個研究只是受到某床墊製造商的委託，實驗該公司研發的高級床墊和一般的床墊，影響睡眠品質的程度。然而，德門博士卻推測這兩者的比較結果可能不會差太多，便在實驗中新增一個「睡在水泥地板」的條件。

最後，實驗結果令人大吃一驚，「高級床墊」「一般床墊」「水泥地板」這三個條件的睡眠品質竟然毫無差異。一般而言，這種不適合揭露的真相不應該公布的，但德門博士卻公開了，使得該床墊製造商非常生氣，停止贊助研究資金。

前面提到有人聽說了這個研究結果而親身實踐，但這些人回饋的心得幾乎都是「還是睡在床墊上比較好」。

順便一提，還有一場實驗是讓運動員試躺很多種床墊，證明了睡眠品質的確會因為床墊而不同。最著名的就是某高級床墊製造商請來頂尖運動員做測試，結果幾乎所有人都明顯感覺出差異，於是產品一夕爆紅。

那麼，真相究竟是什麼呢？

後來，德門博士在著作中後悔地坦承自己的疏失，表明他不該請 20 多歲的男性來做這場實驗。也就是說，受驗者全都是 20 多歲。所以，如果你只有 20 多歲的話，不管是睡地板，還是睡哪裡都沒問題；但如果是運動員或 30 歲以上的人，還是盡可能睡在床墊上比較好。

第2章

「舒眠」相關的新常識

×「睡覺很浪費」

○「睡覺才划算」

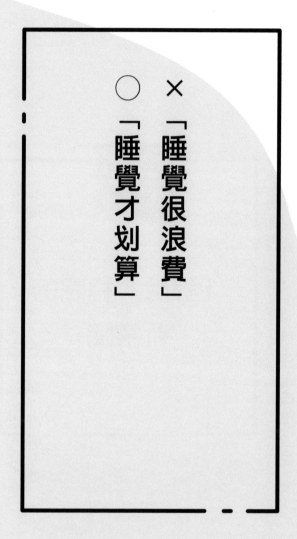

俗話說「時間有限，比金錢更珍貴」，而且還引申出「每個人的一天都是二十四小時，所以減少睡眠、增加活動時間比較划算」的觀點。

除非是有特殊才能或人脈，否則商務人士要獲得身邊的人認可，就必須設法安排更多時間工作和進修。**很多人都會想，人生苦短，若想在工作之餘好好享受、充實人生，就只好減少毫無生產性的睡眠了。**

其實，我以前在公家機關上班時，也依循這個觀點在過日子，絲毫不記得自己曾經睡超過五小時。雖然這已經是距今二十多年前的事了，但是在那個時代，人們大概都很清楚「要做什麼才會成功？」「要學什麼才能出人頭地？」姑且不論好壞，那個時代就是「重量不重質」，所以比較注重具備多少知識、在工作上有多耐操。

但是，現代的知識是公開的，人人都可以輕易取得，已經來到可以理所當然地將某種程度的工作交給ＡＩ（人工智慧）和電腦處理的時代了。

在這種狀況下，最重要的事變成「工作時的狀態」（容易專注和發揮想像力的良好身心狀態）和「團隊工作時的良好溝通」。這些恰好是睡眠最拿手的領域。應該有不少人都知道，**睡眠不花一毛錢就可以清除腦中的垃圾、整理記憶，使精神和身體都得以恢復。睡眠每天都會幫我們免費製造這個時代做生意最需要具備的**元素。

以前，很多人都認爲睡覺是「浪費」時間；但是歐美卻普遍認爲，睡覺是**「鍛練的時間」「補充精力的時間」**。人本來就是會因爲睡眠而感到幸福的生物。既可以享受睡眠本身，還可以利用睡眠得到許多好處，倘若沒有良好的睡眠，那眞的是虧大了。

從「睡覺很浪費」到「睡覺很划算」

❶以前的時代是，減少睡眠、拚命努力的商務人士才有優勢。

❷現代的商業領域則是，更看重工作時能培養多好的狀態和多好的關係。

❸睡眠不花一毛錢就能得到這些好處，不睡才是損失大了。

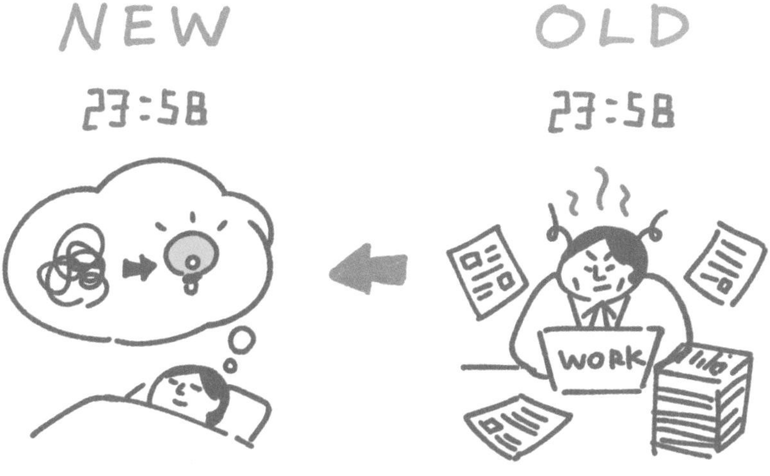

×「一定要睡滿八小時」

○「最佳睡眠時數因人而異」

我辦睡眠講座時，一定會詢問聽眾「你們覺得衛生相關單位建議的睡眠時間是多少呢？」並且每次都會提供五個選項讓大家回答，往往有超過一半的人選擇「八小時」。實際上，各種研究最常得出的中間值大約是七到七小時半，或許是受到媒體影響，大多數人都以為「八小時是最佳的睡眠時間」。

但是，有關單位建議的睡眠時間，其實是「因人而異」。

這並不是政府在敷衍了事，而是經過反覆研究調查後，得出的答案就是「因人而異」。基本上人類會有個體差異，因此每個人需要的食量、體重等，所有的條件都各不相同。即使如此，沒有基準還是會讓人不知所措，所以才會決定出大致的平均值和安全範圍。

政府剛開始也打算幫睡眠時間訂立一個基準，然而調查過後，發現完全沒有睡眠問題的健康人士，睡眠時間竟然有三到十小時以上，落差多達七個小時。

因此，才會判定不需要訂立建議的睡眠時間和範圍。不過，社會上大多數人都相信「最好要睡滿八小時」，於是便以為「身體不舒服是因為沒有睡滿八小時」。在實際的睡眠輔導現場中，五十多歲的人平均最適當的睡眠時間是六小時，但常常會有人因為自己只能睡七小時而感到困擾。

近年來，基因研究有大幅的進展，先前原本只發現二十個睡眠相關的基因，如今增加到了三百五十一個。或許再過不久，就能幾乎釐清所有基因了。每個人都是靠自己與生俱來的基因，決定了某種程度的最佳睡眠時間，但這個基本時間會隨著年齡而逐漸減少。

睡眠時間會因季節、氣溫、日照時間而大幅變化，而且也會因當天的身體和頭腦運用程度而改變。另外也可以確定，人在繁忙時期這種容易分泌腎上腺素的時候，都有睡得少的傾向。加上穿戴式智慧型電子裝置的進步，在不久的將來，或許每個人都可以輕易得知自己的最佳睡眠時間吧。

從「八小時睡眠」到「最佳睡眠時數」

❶經過各種調查，得到每個人的最佳睡眠時間落差太大的結果，因此沒有特別訂立標準。

❷「身體不舒服是因為沒有睡滿八小時」這只是一種偏見。

❸在基因檢查和穿戴式智慧型電子裝置的進步下，往後每個人應該都能得知自己的最佳睡眠時間。

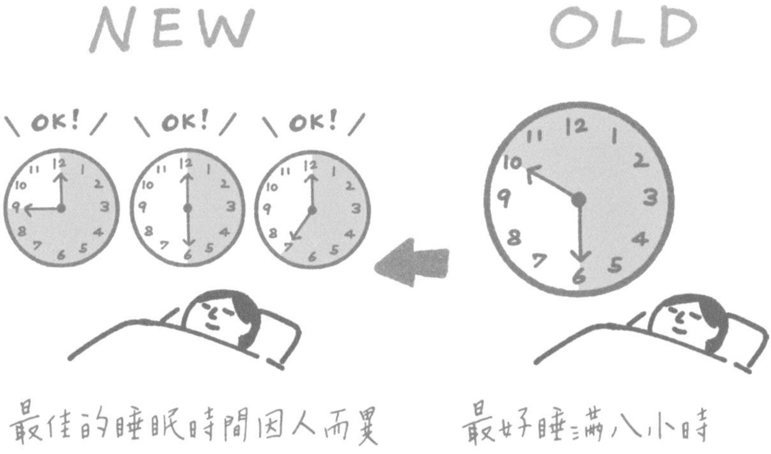

× 「不眠不休地努力」

○ 「努力睡覺」

不眠不休的努力是一種美德，我覺得這在亞洲是很普遍的文化現象。雖然沒有誇張到出現讚賞徹夜未眠的風潮，但是在我幫商務人士做的睡眠諮商中，最常見的諮商內容就是「晚上也忍不住要工作，睡不著」「下班後，還要做家事和育兒，最多只能睡四個小時」等。

實際上，這些諮商對象的確真的很忙，但是透過諮商可以看出，比忙碌更嚴重的是很多人都有「少睡覺、多努力才是美德」的成見。

不曉得該說這是遺傳，還是文化特色，很多人都認定「不努力就沒有活著的資格和價值」。我雖然已經改變很多了，但這種傾向還是很強烈。

到了這個地步，最顯而易見的作法就是「不眠不休地努力」。

然而，**這種作法其實很危險，會傾向於用睡眠不足當藉口，即使失敗了也會直接死心，想著「反正我都已經這麼努力了，這也是沒辦法的事」而不願意改善。**

我也有很多次這種經驗，**只要不眠不休地努力，就會滿足於自己已經努**

力過的事實，而迷失了目標，再也不會產生最重要的改善意願和想法。

其實基本上，人要感到不安、拿出幹勁是很簡單的事。爲了求生而逃跑、準備戰鬥的「交感神經」這個開關，只要短短的〇．二秒就能反射性打開。相較之下，能導入有舒眠效果的放鬆狀態的「副交感神經」，則需要刻意去控制，而且要是不熟悉控制方法，就要大約五分鐘才能打開。

也就是說，**舒眠放鬆需要刻意去努力，否則就不會自然發生。**

工作上失敗了，是要繼續「不眠不休地努力」，還是「努力睡覺」，怎麼做才能提升個人表現呢？

如果是你，會選擇哪一個？

從「不眠不休地努力」到「努力睡覺」

❶「不眠不休地努力」不是因為「努力」或是其他因素，而是本能發起的行為。

❷人往往只會滿足於自己不眠不休的努力，而遺忘了實際的成果。

❸放鬆並舒適入睡，比不眠不休要困難好幾倍。

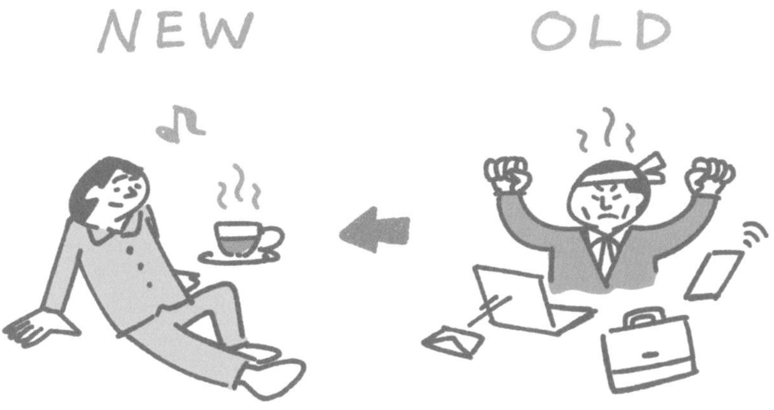

× 「晚上再做喜歡的事」

○ 「喜歡的事要早晨做」

現在身爲上班族的各位，在學生時期如果想要做一件好玩的事情，是不是都一定會把時間安排在晚上或深夜呢？

大家應該都曾經在高中時期躲在自己的房間裡偷偷玩，或是在大學時期和同學出去玩到三更半夜吧。上班族和商務人士也一樣，幾乎都是到晚上才從事嗜好和喜歡的事。我常問別人：「爲什麼你晚上才要做這些事？」幾乎所有人都回答：「因爲我只有晚上才有自由時間啊。」於是我再更進一步詢問：「那你有盡興嗎？」結果得到最多的回答是：「沒有，畢竟晚上都很累了，就算很累也能做的，就只有看影片、打電動，沒力氣去看眞正想看的書和做想做的嗜好。」

考慮到現代商務人士的工作負擔、接收的資訊量，到了晚上以後，腦袋裡都充滿了雜訊、處於精疲力盡的狀態。因此，各位不妨暫時放下「晚上做自己喜歡的事」的習慣，**試著提早上床睡覺，把喜歡的事安排到早晨再做吧？**

雖然我在二十四小時無休的辦公室裡上班，但我會在早晨最寧靜的時候工作。而且，最近也有越來越多健身房和咖啡廳都很早就開始營業。**既然在身心都精疲力盡的狀態下，無法專心去做自己喜歡的事情，那倒不如試著在晚上專心投入舒眠，讓身心恢復原狀**。

如果一大清早疲勞全消、感到神清氣爽的話，不管是什麼興趣都能夠盡情享受了。我也是只有在早晨才能專心閱讀艱澀的書本。

一早就學習程式語言、玩最喜歡的遊戲、瑜伽或運動，凡是改成早晨再做自己喜歡的事情的人，都說在相同的時間長度裡，能做的事和專心程度跟晚上完全不一樣。

如果是以前，大家都知道晚上和早上的時間各有各的好處；但是在現代的資訊社會、高壓社會下，把喜歡的事情從晚上改成早上做，享受人生的可能性會更高。

把「喜歡的事」改成早晨再做

❶幾乎所有人都以為，喜歡的事情只有晚上才有空去做。

❷現代人到了晚上，身心都已經精疲力盡，所以夜晚還是專心恢復體能比較好。

❸將原本在晚上做的「自己喜歡的事」改成早晨做，享受到的樂趣會更多。

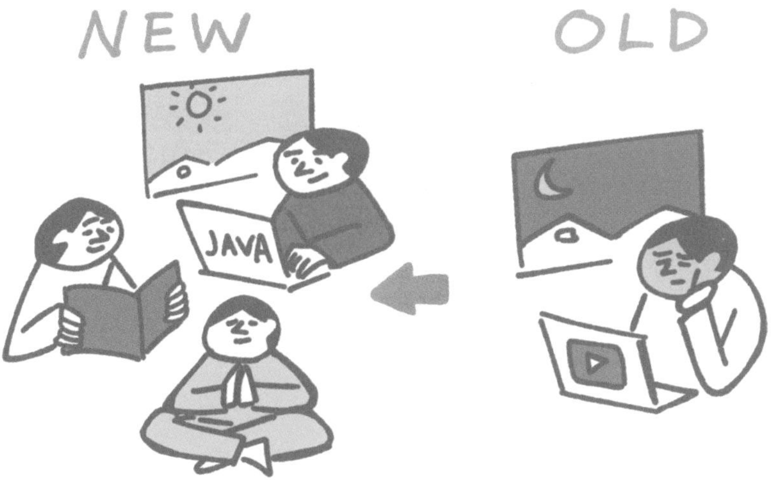

× 「早睡早起」

○ 「早起早睡」

我最早是在一個叫作睡眠教育機構的團體裡，學習睡眠相關的知識。那裡有專爲睡眠改善技師必備高級證照資格所設計的課程，當時老師唐突地詢問學生：「大家對『早睡早起』這句話有什麼感想？」

其中一名學生提出了很公式化的答案：「我覺得這句話說得很棒，我們要做的就是推廣這件事。」

就在我以爲全班都會贊同他的答案時，老師卻用相當嚴厲的語氣說：

「就是『早睡早起』這句話，害所有人都無法成功改善睡眠啦！」

大家聽了都一頭霧水，於是老師再問道：「你們都可以輕易比平常提早兩小時上床睡覺嗎？」接著他不再刻意刁難大家，而是強硬地說出後面這句話。

「其實，人類在睡前的兩、三個小時都非常清醒，所以基本上不可能提早就寢。」

「不過，**早起卻是努力就能辦到的事**。所以我們需要重新評估睡眠，如果想做到早睡早起，就只能從早起開始努力才會成功。因此我們要做的是，不斷努力把『早睡早起』這句話改成『早起早睡』。」

順便一提，後來除了我以外，並沒有遇過其他提倡「早起早睡」的人，可見這個觀念在社會上並不普及。

在實際的睡眠輔導現場，從早睡開始努力、結果失敗的人也非常多。

早起的成功模式當中，最可靠的就是三十分鐘時差法。這個方法的成功率有九成以上。生理時鐘的調節需要一到兩週的時間，等到完全習慣以後，就再提前三十分鐘。如果是迫切需要早起、沒空慢慢調整的人，把時差改成兩小時的話，成功機率也超過七成。不過，在剛開始的三個星期，早晨的精神狀況會變得很差，或是在白天突然覺得非常睏，可能會造成重大意外和失敗，因此調整時務必多加小心。

不要「早睡早起」改成「早起早睡」吧！

❶人類基於生物的特性，很難做到比平常提早就寢的「早睡」。

❷想要早睡早起，就先從「早起」開始做起。

❸以大約三十分鐘的時差來調整的話，幾乎都能成功地養成習慣。

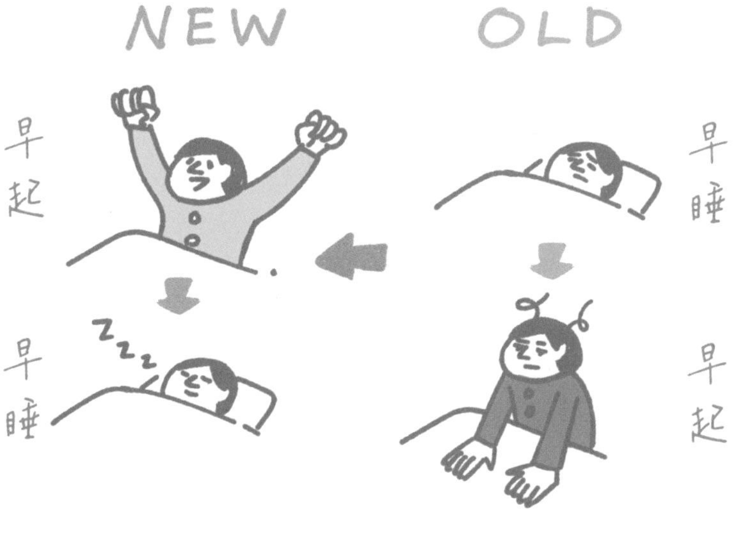

× 「醒了才起床」

○ 「起床再清醒」

每個人在小時候應該都有過類似的經驗：在出發去遠足的當天早上，成年後則是在出發去打高爾夫或旅行的當天早上，一睜眼就清醒過來、可以馬上起床。很多人都誤以爲，用這種感覺起床就代表「睡醒的精神很好」。

如果以這個一年頂多發生一次的清醒度爲基準，有九九%的人都屬於「早上無法清爽地起床」。實際上，我聽了那些早上起不來的人說明狀況，他們都表示自己會繼續閉眼睡覺、直到「有精神起床」爲止，或是在被窩裡賴床一陣子後才起床。

這就是一種「等到有精神起床後才起床」的感覺。其中的關鍵要素就是「體溫」和「荷爾蒙（**皮質醇**）**」上升。**

大多數人都會等到這兩者上升後才起床。當然，清晨型和夜晚型的人上升節律並不一樣，無論如何，待在被窩裡反而會讓體溫和荷爾蒙遲遲不上升，所以清醒的時間才會越來越往後拖延。

另一方面，早晨能夠清爽起床的人，多半都不會等到體溫和荷爾蒙上升，而是先起床接觸光線、喝水，靠自己提升這兩者，於是就能在很早的階段進入神清氣爽的狀態。

這樣不斷反覆下去，體溫和荷爾蒙的上升速度就會慢慢加快，逐漸形成「可以清爽早起的體質」。

重點就是只要將觀念從「清醒了才起床」換成「起床後再清醒」，確實執行就好。只要轉換成這個觀點，早晨清醒所需的時間就會大幅縮短，一早就能充滿活力地活動。

經常有人說：「我早上血壓都很低，起不來。」但是研究證明起床和睡醒後的活動狀態，幾乎和低血壓沒關係。只是這些人的身體和頭腦長年下來已經習慣這個想法，雖然會比一般人多花點時間，不過還是能夠透過這個作法讓自己一早就神清氣爽。順便一提，根據我們的調查，只要採取這種早起方法，就能多出**平均二十八分鐘的時間**。「早起的鳥兒有蟲吃」正是這個道理。

「起床後再清醒」一早就會神清氣爽

❶幾乎沒有人能夠一起床就神清氣爽地活動。

❷不要在被窩裡等體溫和荷爾蒙自然升高，起床後再靠自己提升。

❸起床後再清醒的方法，可以讓一天多出約三十分鐘的時間。

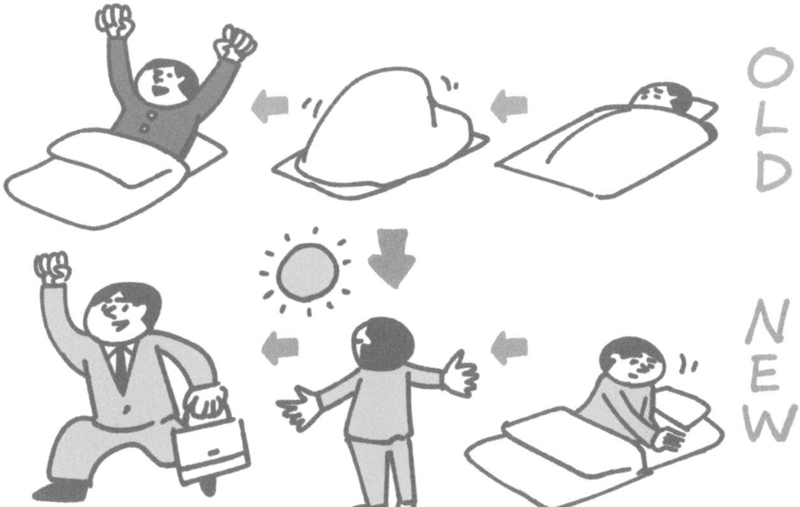

×「為了自己睡好覺」

○「為了身邊的人睡好覺」

姑且先不提非常嚴重的睡眠失調，絕大多數人即使睡眠狀態相當差，也只有極少數的人會想要改善。

比較類似的例子，就是ＢＭＩ、腰圍、血壓等數值都偏高的代謝症候群患者。根據京都大學的大規模調查，可以發現儘管這些人的健康處於高危險狀態，還接受了企業（日本全國合計）投注六百億日圓的特定保健指導，他們的行爲和數值卻幾乎沒有改善。

由此可見，人類的特性就是即使得知自己處於非常危險的狀況，並且聽到自己今後會面臨的風險、學到如何改善以後，卻依舊不會採取行動。

但實際上，我們睡眠教練進入企業、爲一群被迫來參加的睡眠失調人士舉辦講座時，卻有九成以上的聽眾願意改變自己的行爲來改善睡眠。而且，有七〇％以上的人表態，願意參加爲期一個月、平日每天都會提供輔導的睡眠改善專案。

爲什麼會這樣呢？

雖然這等於是對沒有參加講座的人洩露內容，但主要是因爲我們的說明，能讓聽眾想像出**睡眠失調會爲身邊的人帶來多少的麻煩，而舒眠又能夠對身邊的人造成多少的良好影響**。這或許是因爲絕大多數人都強烈地認定**「不想麻煩別人」「想要爲身邊的人付出」**所致吧。

倘若養兒育女的職業婦女需要改善睡眠，那門檻眞的又高又辛苦，但只要讓她們看實際的數據，了解到這樣能爲孩子的睡眠和成長帶來正面影響、減輕自己的壓力，對整個家庭都有好的影響，幾乎所有人都能夠成功做到。

至於需要帶領下屬的管理階層，只要讓他們了解到自己的睡眠狀況不佳，除了「團隊忠誠度」「團隊成員間的信任程度」以外，還會對「下屬的健康狀況」造成很大的影響，那幾乎所有的主管都很願意改善睡眠。

實際上，能夠舒適入眠最常見的好處，就是「家庭關係變好了」「職場的人際關係變好了」這些人際關係方面的改善。

你的「舒眠」會改變你身邊的人

❶即使健康和睡眠狀況不佳，絕大多數人也不願意為了自己改善。

❷儘管多數人不會為了自己而改變，卻很願意「為了大家」而認真改善。

❸實際上改善後最常見的好處，就是「人際關係的改善」。

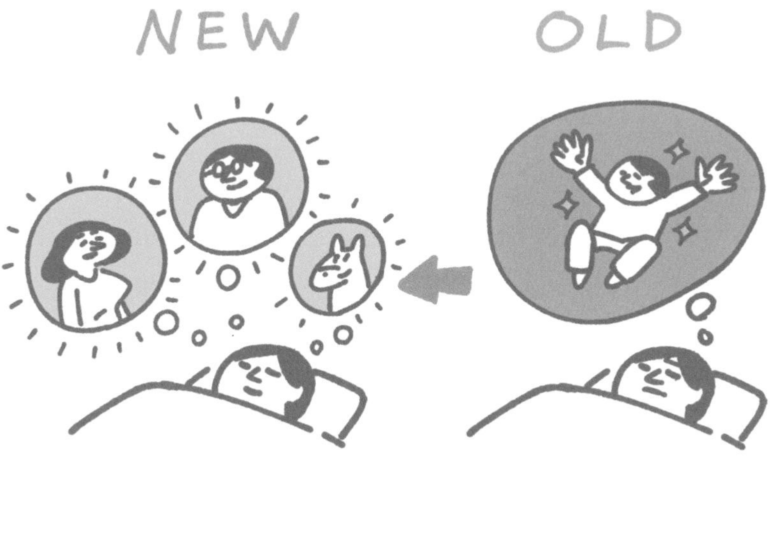

請擅長改善睡眠的牙醫做護齒套

如果要治療睡眠呼吸中止症，可以使用 CPAP（強制從口鼻輸入空氣，以免睡覺時呼吸停止的機器）。

CPAP 對一般臉型、可以忍受佩戴時異物感的人來說，是非常有效的方法。只要能夠順利佩戴，幾乎百分之百的機率可以解決睡眠呼吸中止症。

然而，CPAP 除了有效果以外，也有很多的缺點，像是出差和旅行時必須隨身攜帶、需要定期去醫院回診、需要一直花錢（機器和面罩汰舊換新）等。不過，與過去睡眠呼吸中止症的治療方法相比，CPAP 對任何人都能立即見效，所以作為現有的治療選項，別無其他方法。

此外，我曾在睡眠學會聽說，使用「護齒套」的改善效果幾乎可以媲美 CPAP。雖然它的效果仍比 CPAP 遜色，但護齒套的持續率比 CPAP 要高，若同時考量到效果和持續率的話，護齒套和 CPAP 幾乎是不相上下。

其實，我也在幾年前使用護齒套，將睡眠時的呼吸中止次數減少了一半。但我當時還停在「如果成功的話那就賺到了」的心態，結果就湊巧成功了。不過最近我觀察了自己的臉（下巴和嘴巴的形狀），發現似乎可以確定護齒套有很高的機率能發揮效用。實際上，我的客戶使用護齒套改善睡眠呼吸中止症的例子也越來越多，今後護齒套應該會逐漸成為標準的治療方式。

話雖如此，護齒套還是有缺點。那就是很少有牙醫師能夠製作改善睡眠呼吸中止症用的護齒套，目前一般的牙醫師還無法處理這個狀況。如果牙醫診所的網站上標示出「牙科睡眠醫學會」「治療睡眠呼吸中止症（SAS）」之類的字眼，建議各位可以洽詢看看。

第3章

能操控「早晨」，就能操控睡眠

起床後就喝咖啡

會降低抗壓性，

千萬別喝

早上喝咖啡的咖啡因效果，可以讓我們一早就有活力。許多商務人士應該都有早上喝咖啡的習慣吧？

不久之前，世界衛生組織還提醒大眾「咖啡含有致癌物質」，但是經過詳細的調查後，才在二〇一六年修正說法爲**「咖啡有益健康」**。不過希望大家不要誤會，這裡說的咖啡有益健康，並不是說咖啡因對身體好的意思。事實上，咖啡裡含有對身體有益處的多酚、綠原酸，讓我們在一邊接收咖啡因恩典的同時，也抵消了它帶來的壞處。

近年，某個有公信力的機構發表報告：宣稱一天只要不喝超過四杯，咖啡就是能降低各種疾病風險的超能飲料，可以放心飲用。

關於咖啡效果的話題就到此爲止，現在來談談這次的主題——起床後喝咖啡。**人清醒後，就能抵抗壓力，是因爲體內會分泌出能產生能量的皮質醇荷爾蒙。**

皮質醇會在清醒後的大約一小時內持續升高，達到高峰以後，就會開始下降。這是人類原本就具備的自主面對現實的功能。

咖啡能夠趕走睡意的理由之一，就是它有活化皮質醇的效果。各位看到這裡，應該都會覺得起床後喝杯咖啡，豈不是很有醒腦的效果嗎……然而，**要是養成起床後喝咖啡的習慣，自發性的皮質醇分泌能力就會下降。**

所以，早上起床後喝咖啡的最佳時間，是在清醒後超過一小時以上、皮質醇正在逐漸下降的時刻。在開始準備工作的時候喝咖啡，整個上午都能保持清醒。

此外，下午建議喝咖啡的時間，是在午餐後開始想睡覺的下午兩點到四點之間、頭腦不太清醒的時段。咖啡因的效果會持續六～八小時，傍晚以後喝咖啡會降低睡眠品質，因此建議盡量不要在傍晚以後喝咖啡（無咖啡因的咖啡就沒問題）。

妥善利用咖啡幫助醒腦的三個重點

❶早上的第一杯咖啡，要起床一小時後才喝。

❷活用咖啡來對抗午餐後和下午的睡意。

❸傍晚以後只能喝無咖啡因的咖啡。

咖啡攝取量與各種死因的相關風險

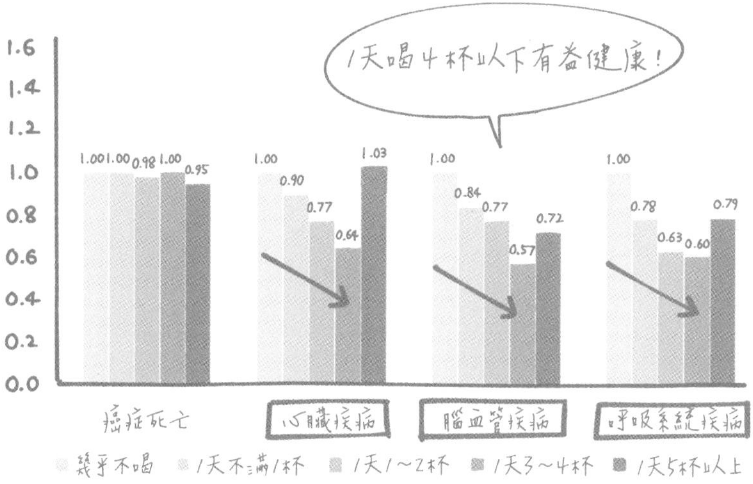

出處：日本國立癌症研究中心（2015）

喚醒自己，
不要靠「晨光」，
而要活用「燈光」

各位是不是都聽過，最好的起床方式是被晨光自然喚醒呢？沐浴在晨光下的確是所有起床方式中最有效果的一個，但實際應用在改善睡眠時，卻會發生幾個問題。

那就是陽光的強度和日照時間，會因季節和日子而不同。

如果是日出較晚的冬天，起床時間就會跟著變晚，雨天也會讓人很難起床。

冬天也有很多人無法爲了曬到早晨的陽光而拉開窗簾。雖然有些人仍然爲了曬到太陽而拉開窗簾睡覺，但在睡眠中會有光害從室外入侵，降低睡眠品質。

那到底該怎麼辦才好呢？**就是乾脆活用「燈光」**。

根據富山大學做的實驗，在強烈燈光下起床的小孩，與不使用燈光起床的小孩相比，睡醒的狀態明顯更好，而且上午的心情會很好、可以自己獨力起床，好處多多。

用於早晨起床的燈光與睡前相反，以「白色」「強烈」的光線最有效果。

近年來，大型廠商也推出了有調光、調色功能和附定時器的照明器具，非常建議大家購買。

接下來，我要推薦的是利用光線照射來喚醒使用者的「喚醒燈鬧鐘」。和房間的照明燈具一樣，最近有越來越多評價很好的喚醒燈鬧鐘，價格不貴，很容易入手，而且燈光和效果都獲得顧客讚許。

最後，我要推薦的不是照明，而是自動拉窗簾的機器。有極少數的人堅持一定要靠晨光醒來，所以我會推薦這種人使用這個方法。市面上可買到直接加裝在窗簾上的產品，雖然目前只聽過幾位使用者的評價，但大致上評價都不錯。

徹底活用燈光來喚醒自己

❶被早晨的陽光喚醒的效果最好，但會遇到很多問題。

❷使用有某種亮度的燈光來幫助起床，是最理想又實際的選擇。

❸堅持要在晨光下起床的人，可以活用電動窗簾機。

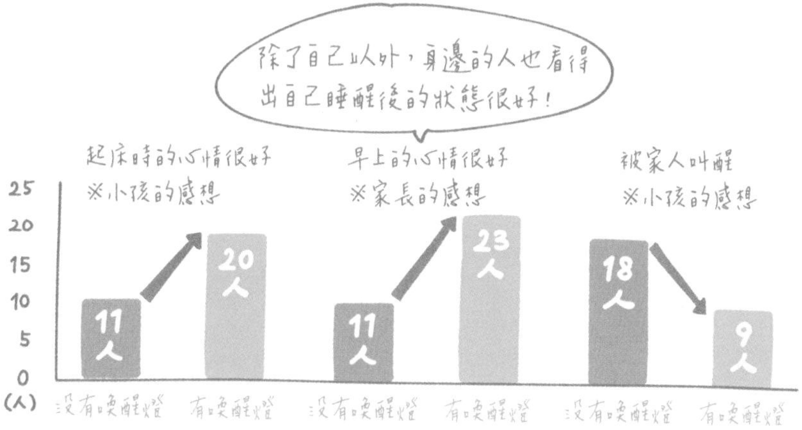

出處：富山大學與松下電器合作調查（2016）

睡醒的狀態
取決於「體溫」
而非「血壓」

或許絕大多數人都以爲，「血壓偏低＝睡醒的狀況不佳」吧。其實我以前也這麼認爲，所以正式開始學習睡眠知識的第一天，在課堂上聽到「血壓低和睡醒的狀況並沒有關聯」時，著實大吃一驚。因爲實際上直到現今，我還是遇到不少人會這麼說。

不過，那堂課的老師是位醫生，還是睡眠相關的權威，所以我選擇相信他（後來我調查過，他這麼說並非絕對正確，但仍是比較有力的說法）。

那麼，究竟是什麼因素跟清醒有關係呢，其實是「**體溫**」。在103頁的圖表中，有兩張曲線完全相同的圖表。這意味著人**一到了早晨，體溫就會自然上升，而上升的方式決定清醒的狀態**。

所以，就算是血壓低的人，只要體溫能夠順利上升，睡醒的狀況也會改善。

倘若沒有理解這個事實，就會因爲血壓低而緩慢下床、不太活動身體，結果就會陷入睡醒狀況更糟糕的惡性循環。

不過，只要了解這個事實，反而會開始思考該怎麼提高體溫。當然，只要一早四處走動、打掃屋子就能提高體溫，但這樣會把難度一下子升高，很有可能會失敗。

我建議的**確實提升體溫的作法，是先提高室溫**。夏天時，只要在早晨關閉冷氣；冬天時，則改成打開暖氣即可。

配合自己早上起床的時間，在浴缸內放熱水，**泡個晨澡就能確實讓體溫升高**。當然，早晨沖澡也很有效（水溫要在攝氏四十二度以上）。

最後一個方法，就是**喝熱開水**。人只要有食物進入胃中，胃就會蠕動，接著腸子也會跟著動，使體溫上升。如果是男性和胃比較強壯的人，喝常溫水也可以使體溫上升，否則還是喝一杯熱開水，較能保證避免身體虛冷、確實讓體溫升高，並且舒爽地清醒過來。

提高體溫幫助清醒的訣竅

❶「因為血壓低，才導致睡醒時狀態不佳」只是偏見。

❷體溫上升幅度和清醒的程度幾乎同步。

❸最好靠自己活動身體來提高體溫，不過沖熱水澡和喝熱水也很有效。

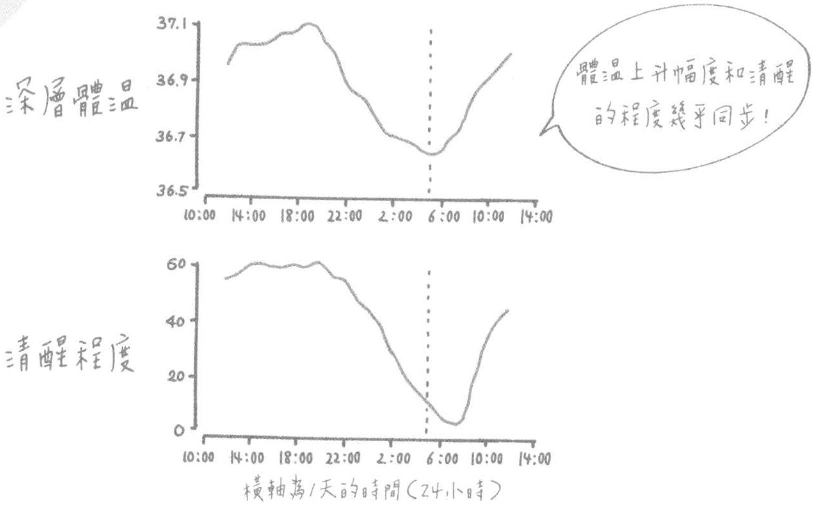

出處：英國薩里大學的研究結果。收錄於「Human Circadian rhythms」Annuals of Clinical Biochemistry 43（2006）

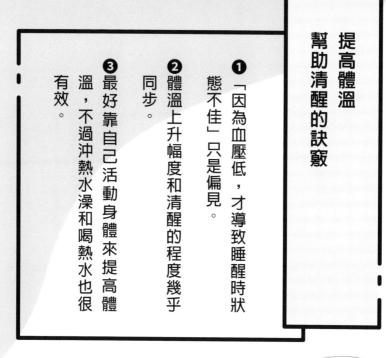

鬧鐘的使用法
會影響一天的表現

各位在早晨因鬧鐘鈴聲大作而起床時，是不是都想過「要是能夠以更舒服的方式起床就好了」呢？

被震天響的鬧鐘吵醒後，爲了起床而自然分泌的壓力荷爾蒙會分泌得更多，一早就會對身體造成很大的負擔，讓白天的個人表現變糟。

話雖如此，太小聲的鬧鈴和悅耳的大自然音效，無法促進分泌足以清醒的壓力荷爾蒙，這也是個問題。

解決這個問題的提示有兩個。

一個是**把鬧鈴設定成節奏輕快的音樂**。已經有很多人實踐了這個方法，這種音樂造成的壓力會比普通鬧鈴聲要少，可以自然地甦醒，是簡單且風評好的方法。

下一個解決提示，是著名的睡眠導師、《最高睡眠法》的作者西野精治教授，所建議的「**二階段鬧鐘設定法**」。

這個二階段鬧鐘設定法，就是設定兩個鬧鐘。

第一個鬧鐘（最好選擇音樂）要降低音量，設定在原本預計的起床時間的二十分鐘前。腦部會對這段小聲的音樂產生反應，進入快速動眼睡眠或較淺的非快速動眼睡眠，處於容易清醒的狀態。

接著，到了原本預計的起床時間，鬧鐘再以足以喚醒人的音量發出鬧鈴（或音樂）後，奇妙的是，我們就可以神清氣爽地起床了。

很多採用這個方法的客戶，都說「睡醒的狀態眞的變好了」。

以前我覺得在淺眠中喚醒使用者的ＡＰＰ很不好用，所以對這個二階段鬧鐘法半信半疑，不過絕大多數人嘗試後，都覺得起床的狀況比以前好多了，所以看來這個方法是眞的有改善睡醒情況的效果。

鬧鐘的活用法

❶鬧鈴的音量太大，會導致壓力荷爾蒙分泌過剩，讓人一早就有很大的負擔。

❷將鬧鈴設定為節奏輕快的音樂，可以改善睡醒的狀況。

❸在起床二十分鐘前多設定一個小音量的鬧鈴，就能清爽地起床。

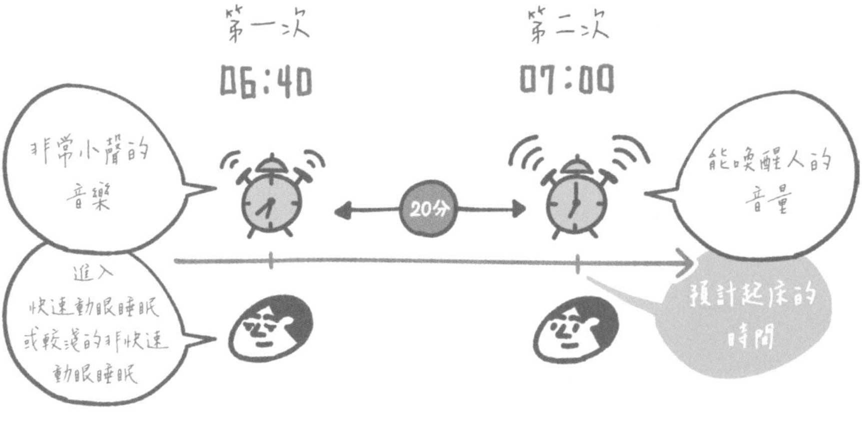

「吃早餐比較好？」還是

「不吃早餐比較好？」

其實以上皆非

為了一早就能活力充沛，你早餐都會吃些什麼呢？

話說回來，有吃早餐眞的比較好嗎？

如果是國中生左右的年紀，大多數研究都證實「吃早餐的人」學業成績和活動力都比較好。

但是長大成人後，身體已經不會再成長了，所以據說並不是每個人最好都要吃早餐。

那麼，什麼樣的人不吃早餐比較好呢？

就是體重超標、晚餐很晚才吃，以及無法避免應酬接待時攝取過高熱量的男性。

這類人在前一晚吃進肚裡的餐點所製造出來的能量，會處於起床後可以立即消耗的狀態，因此沒必要吃早餐，吃了早餐反而會導致攝取過量、造成負面影響。

但是，**除了這類人以外，吃早餐可以讓絕大多數人更清醒、提升上午的**

個人表現。

然而，聽說不少女性都會嫌吃早餐很麻煩。女性的肌肉量比男性少，體溫也不易上升，所以早上很難像男性一樣吃早餐。

因此，如果女性早餐能改吃對腸胃負擔小的「水果」或「蔬菜湯」，就比較吃得下，又能提高上午的精神狀況。

近年來，「時間營養學」相關的研究正在進行中，目前已證實人可以藉由吃早餐，來打開生理時鐘的開關。因此除了前面提到的體重過重的男性以外，建議還是要吃早餐比較好。

此外，**早餐若含有豐富的蛋白質，可以提升上午的專注力**。反之，如果只吃點心麵包這類會讓血糖快速上升的食物，血糖會突然升高，讓人在餐後想睡覺，所以千萬不要只吃點心麵包當早餐喔。

理想早餐的三個重點

❶晚餐吃得多、體重過重的人，建議不要吃早餐。

❷早餐沒胃口的人，只要吃「水果」「蔬菜湯」就夠了。

❸早餐要盡量攝取蛋白質。

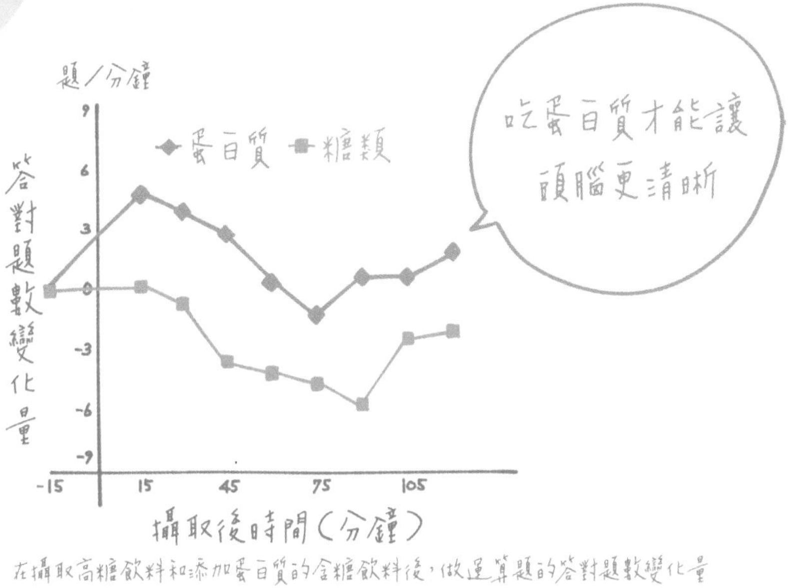

出處：Saito et al. Nutrients 10, 574（2018）

一天中，

最能抗壓的時刻，

在早晨起床一小時後

可能很多人在體感上都感受過「早上的精神狀態很不穩定」吧？

因爲體溫上升得還不夠，大腦和內臟都還沒開始全力運作，會有這種感覺是當然的。

不過各位知道嗎？**其實在早上起床一小時後，是抵抗壓力的荷爾蒙皮質醇在一天中分泌最旺盛的時段。**

也就是說，對人類而言，「早晨」是具有最強抗壓性的狀態。

但實際上又是怎麼樣的呢？早上起床開始新的一天，幾乎每個人都會連結各式各樣的資訊，社群網站、電子郵件、新聞報導、工作群組等，無意間就立刻給大腦施加壓力。

而且，到公司上班後，早在客滿的大眾交通工具裡就幾乎把抗壓性消耗光了（順便一提，研究報告指出擠公車、捷運所承受的壓力比開戰鬥機的飛行員還大）。

考慮到抗壓性和身體尚未完全清醒，建議**最理想的早晨活用方法，要在**

「運動一下」後，「趁早上的時間處理最困難的工作」。

如果你是居家工作者，就不要浪費難得的抗壓性，建議把它用在你本來應當展現能力的地方。

即便是需要通勤的上班族，也可以盡量意識到這件事，極力迴避多餘的壓力。相對地，要提醒自己在工作或家庭多用點心。做些不會讓你感受到壓力（反而還很舒暢）的打掃等家事、提升體溫，之後以身心都十分充實的狀態處理富有挑戰性的工作，那是最好的了。

社群網站和電子郵件的資訊會帶來壓力，因此強烈建議各位先將一早最重要的事情做完之後，再接觸這些資訊。

活用高抗壓性早晨狀態的三個重點

❶記住，早上是抗壓性最強的時候。

❷早上別讓不必要的壓力消耗了抗壓性。

❸稍微活動身體後，處理最重要的工作。

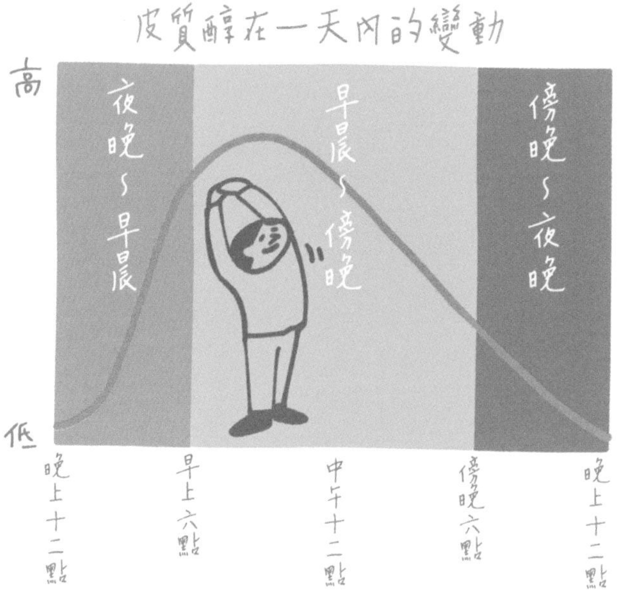

「回籠覺」
雖能舒緩壓力，
卻也會擾亂內分泌

我在輔導客戶改善睡眠時，經常被要求**「回籠覺是我早上的一點樂趣，希望可以不用改掉」**。而我針對六千多名商務人士所做的問卷調查當中，有六二%的人回答「沒辦法在鬧鐘第一次響起時神清氣爽地起床」。

很多人都覺得睡回籠覺很幸福，實際上，在睡回籠覺時，腦內會分泌出可以感受到幸福的β腦內啡，使人沉浸在強烈的幸福中、撫慰因壓力而累垮的心靈。

在壓力很大時，腦波的β電波會增加，容易使精神不穩定；但也會出現α電波，得到穩定精神的效果。

所以，明明已經睡得很好了，卻還是很想睡回籠覺時，有很高的可能性是自己承受了比平常更大的壓力，本能上想要得到撫慰的緣故。

不過，**回籠覺其實有很多壞處**。

基本上，回籠覺會破壞生活節律、破壞內分泌平衡，還會造成心理健康失衡和提高生病的風險。

所以，這裡就來提示大家怎麼做才不會受到回籠覺的壞處影響。

首先最重要的是僅止於「一次回籠覺」。也就是不要睡第二次、第三次回籠覺。要是不停睡回籠覺，內分泌就會混亂。

其次也很重要的，就是先拉開窗簾，讓自己緩慢地醒來。光是這麼做，就能大幅降低回籠覺的負面影響。

而最後的重點，難度有點高，就是**回籠覺以五分鐘爲基本，最多不要超過二十分鐘**。一旦超過二十分鐘，內分泌就會嚴重惡化，而且還會進入無止盡的回籠覺迴圈中。睡回籠覺感受幸福的同時，又能神清氣爽地起床的話，一天就會有個最美好的開始，請大家一定要試試看。

回籠覺有好處也有壞處

❶回籠覺會使大腦產生β腦內啡和α電波，好處很多。

❷基本上，回籠覺容易破壞生活節律和內分泌平衡。

❸回籠覺以一次、最多二十分鐘為限，就會帶來好處。

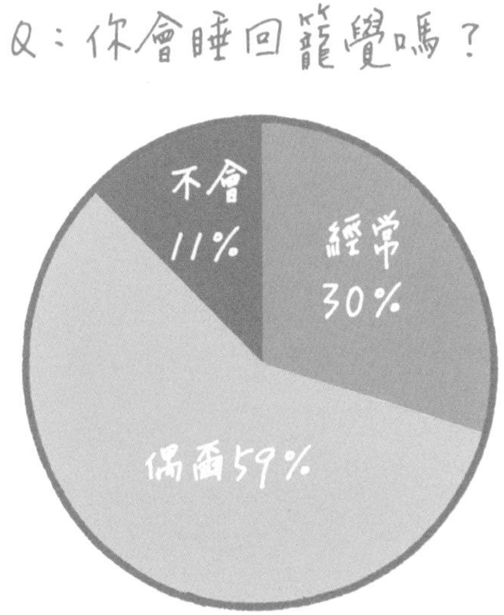

出處：日本氣象新聞公司．9044人問卷調查（2019）

在早上養成
能讓自己幸福的習慣吧！

從早上就能幸福的習慣。

如果能夠在生活中融入這種習慣，是最理想的了。

那麼，要做什麼才能從早上就感覺幸福呢。

因讀心術大師 DAIGO 推出的影片而爆紅的**「早晨整理床鋪的習慣」**，是經過美國大規模調查後，發現與幸福的相關性最高的習慣。

但是，我到目前對一萬多名商務人士所做的問卷調查中，在「你覺得早上開始做什麼習慣會感到最幸福？」這個問題上，幾乎沒有人會回答「整理床鋪」。

那商務人士都是做什麼樣的早晨習慣才會感到幸福呢？最多人回答「自己的興趣」。其實我也是在一大早閱讀自己喜歡的書時，會感到很幸福。我給自己立了一個規定，就是只要能夠早起，就以能隨意閱讀作爲獎勵，這樣可以讓我非常專注，也能拓展想像力，不僅對私生活，對之後的工作也會有相當良好的影響。

回答數第二多的是**「會讓人心情變好的家事」**。這裡的重點是「心情變好」。早上做冥想（覺察）可以使頭腦清晰，感到更加幸福。但是實際上絕大多數人都沒有一大早就能夠冥想的環境和心境。

其實，做自己感到舒適的家事，可以得到和冥想幾乎一樣的效果。容易進入冥想狀態的家事，有「擦拭灰塵」「折洗好的衣服」「洗碗」，如果更進一級的話，煮飯也能做到自我覺察。

不過，這時只要再注意一件事，自我覺察的效果會更好。那就是**「專心做家事」**。根據美國佛羅里達大學所做的研究，證實專心洗碗的人，靈感會提高二五%，壓力會減少二七%，效果和冥想幾乎相同。尤其是男性大多比較容易專注於家事，又能討家人歡心，所以這是非常推薦大家養成的習慣。

從早上就開始能讓自己幸福的習慣吧！

❶其實並沒有多少人覺得「早晨整理床鋪」會很幸福。

❷早上最能感受到幸福的，是稍微接觸一下「自己的興趣」。

❸做自己能感到舒適的家事，可以得到類似冥想的效果。

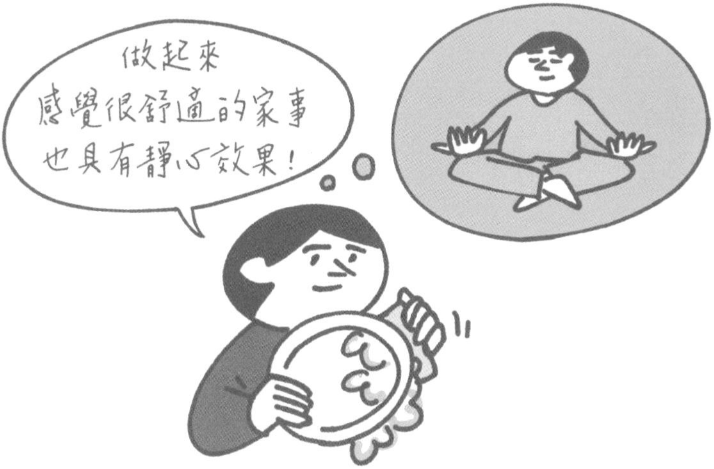

舒眠實踐法①

就算半睡半醒也能起床的「滑溜溜起床法」

這一章談了可以在早上神清氣爽醒來、舒適地度過一天的舒眠技巧。

「可是，我早上還是沒辦法神清氣爽地起床啊。」

對於有這種疑問的人，我會建議嘗試一種起床方法，就是「**滑溜溜起床法**」。

不要充滿活力地卯起全身（特別是腹肌）的力量起床，而是用最少的力氣、不必動用肌力「滑溜溜」地起床。

大多數人都是在被窩裡賴床磨蹭幾十分鐘，等到自己足夠清醒後，在最後一刻才一鼓作氣起來。但是，利用這段在被窩磨蹭的時間，用「滑溜溜起床法」早點起床，再按早上的預定行程慢慢清醒，至少就能空出三十鐘的有效時間了。

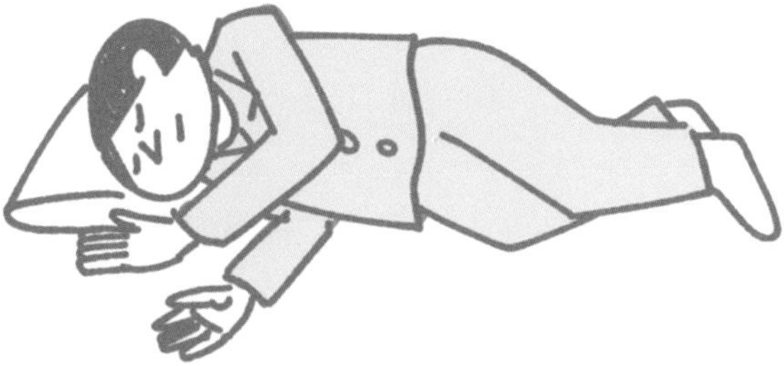

①身體側躺，雙膝微彎。
身體下方的手肘彎曲，壓在側腹部。
上方的手臂也彎曲，手掌放在臉旁邊的床鋪上。

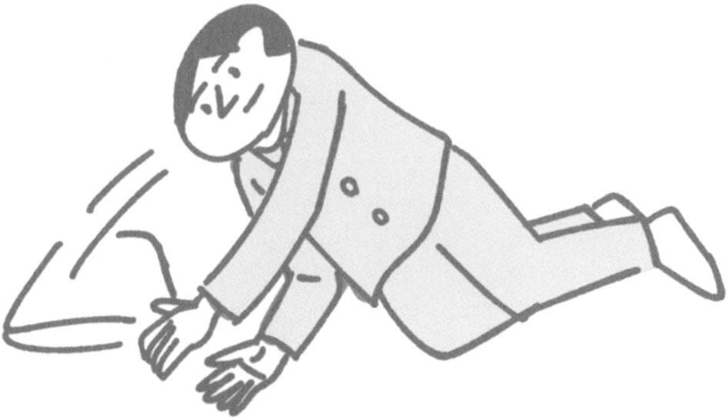

②運用身體下方的手肘和上方的手臂，
不要往正上方，而是「滑溜溜」地往斜上方（腰側）輕壓，用最小的力氣就能夠起床。

飲酒時的舒眠技巧

喝酒後全身都會放鬆，可以很快入睡。

因此，有報告指出，全世界會把喝酒當助眠劑的，以日本人居冠。不過，我想應該很多人都知道，雖然酒可以幫助入睡，但也很容易讓人半夜醒來、睡眠變淺，有很多妨礙舒適熟睡的缺點。

我也經常喝酒，但我會多下一點工夫，所以酒後也能舒適好眠。我所做的工夫就是掌握「自己能夠舒眠的酒量」。

有個方便的手機 APP 叫作「SnoreLab：記錄您的鼾聲」，各位可以先用它來測量一下自己的鼾聲音量（參照 243 頁）。多數人在喝酒後鼾聲會變大，當然，鼾聲大就代表睡眠較淺。所以，只要用 SnoreLab 掌握自己在喝了多少酒以後鼾聲指數會上升，就會知道鼾聲指數突然飆高的那個點，就是自己的舒眠酒量上限值。

如果隔天沒有事，大可盡情暢飲；但如果隔天有重要的工作，只要避免喝到超過酒量上限值，隔天的表現就會和以往大不相同。

此外，喝酒前先喝一杯番茄汁，有助於促進酒精分解，喝酒後也能舒適入睡。

近年來，在喝酒的同時準備醒酒水（chaser）、兩種交換飲用的作法，已逐漸成為常識。但這個作法並不是中途才開始做，如果不一開始就準備好，會不小心忘記，所以養成喝酒前準備好醒酒水的習慣，這才是最重要的。

還有，喝酒後立刻喝下運動飲料之類的電解質飲料（建議稀釋），可以降低體內的酒精濃度。如果是水的話可能喝不了太多，所以重點在於喝電解質飲料。

第4章

高效工作者的晚間生活

在泡澡時，強制關閉工作模式吧！

最近幾年，有越來越多人洗澡時只會淋浴。

我直接詢問這些人不泡澡的原因，得到的回答都是「可以節省水電瓦斯費」「泡澡太花時間了」這類很有說服力的答案。

但是，從「舒適好眠」的觀點來看，不泡澡並非好事。幾乎所有睡眠指南書都建議大家泡澡，**泡澡最大的好處，就是可以強制關閉自己的「工作模式」**。

我爲許多商務人士做過舒眠輔導，**有睡眠困擾的人，最根本的問題幾乎都是「無法關閉工作模式（緊張模式）」**。他們在打遊戲、上網亂逛後會感到放鬆，但實際上只是換一件事做而已，工作模式依然開啓著。所以，多數人才會遲遲無法入睡、太晚就寢，早上自然起不來。

但是，關閉工作模式是件非常麻煩的事，需要一點時間和刺激才能夠切換。

不過，其實有個簡單的方法可以強制關閉這個麻煩的「工作模式」，就是「在浴缸裡泡澡」。根據千葉大學的研究，證實泡澡時「讓肌膚接觸熱水」「浮力作用造成的無力感」會強制關閉工作模式。實際上，也有很多研究報告指出泡澡可提高睡眠品質、解決入睡的問題。

當人的深層體溫上升後，再下降時就會進入深度睡眠，因此這個方法特別推薦給女性和回家後會小睡片刻、體溫容易下降的人。

比起淋浴，泡半身浴、全身浴所承受的水壓和浮力作用比較大，所以精神疲勞和肉體疲勞也會消除得比較快。

最後需要注意的是，洗澡水的溫度不能太高。

最建議的熱水溫度是攝氏四十到四十一度。基本上，四十二度以上的熱水會打開交感神經，所以溫度較熱的泡澡和淋浴可用來幫助清醒。

最佳泡澡方式的三個重點

❶能保證獲得最大放鬆效果的是全身浴。

❷應該要用四十二度以下的水溫幫助放鬆。

❸特別推薦給體溫偏低的人和因為小睡片刻而體溫下降的人。

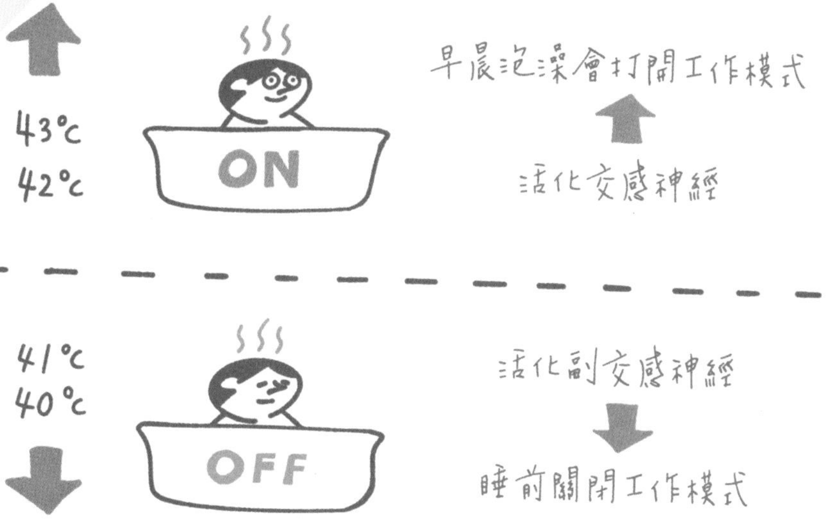

舒眠的大敵——「晚上滑手機」，有九九%的人無法自主戒掉

各位應該幾乎都知道睡前看手機會導致睡不好；但是，即便知道仍很可能會在睡前看手機吧?!

那是當然的，現代的社群網站和手機遊戲，都是爲了讓使用者分秒不差地持續盯著螢幕，而促使全世界最優秀的人才費盡心思設計出來的。而且，最近幾年ＡＩ（人工智慧）會一直讀取用戶的個人資料，不斷更新成最能吸引用戶興趣的內容。

我曾經看過開發社群網站的設計師在紀錄片中，赤裸裸地道出這個事實。看完那支影片後，我發現**這些網站會刺激人類本能具備的「生存危機意識」，所以要靠意志力解決手機成癮的問題，幾乎是不可能的事。**

更不用說因爲工作而精疲力盡的身體在夜晚獲得解放後，情況變得更加嚴重了。

不過，就算明白這個事實，手機儼然已經成爲生活的必需品，因此我們更不想放下它了。

既然靠意志力無法戒除，那就只能靠手機的設定和功能來解決了。因此最簡單也最建議的方法，就是活用「夜間模式」。

這個功能是讓手機螢幕在設定的時段變暗，或是變成深色模式。雖然效果會因螢幕變暗的程度而異，但至少可以讓手機成癮的症狀降低幾分，比較容易戒除。

最有效的方法，就是「螢幕使用時間」功能，在自己設定的時段內強制鎖定螢幕。我就是使用這個功能來管理手機。而更原始一點的建議作法，是把手機放在視線範圍外的地方充電。畢竟很多人都是無法克制一瞄到手機就「想看」的欲望。

只要運用前面列舉的方法，從睡前十五分鐘開始嘗試，有八成以上的人都可以成功戒除「睡前滑手機」。

擺脫手機成癮的三個重點

❶先明白社群網站和手機遊戲都是由一群天才製作，要讓人無法靠本能戒除。

❷只能善用手機本身的限制功能來解決。

❸從睡前十五分鐘開始嘗試，成功率高達八成以上。

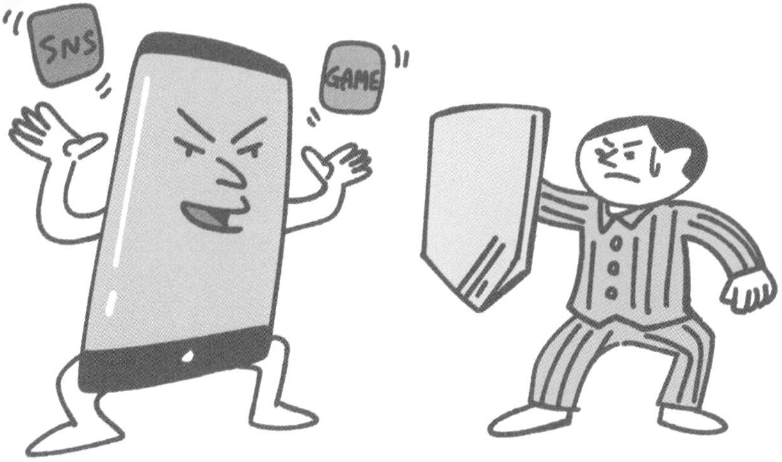

睡前「喝什麼飲料」決定睡眠的品質

你在睡覺以前會喝什麼呢？

我在爲需要改善睡眠的客戶做問卷或諮詢時，得到的答案其實五花八門。其中最常見的果然還是「牛奶」。雖然這是因爲牛奶含有可以幫助睡眠的色胺酸，但**實際上有好幾次測量睡前喝牛奶的實驗，都顯示沒有效果**。

當然，因爲安慰劑效應而覺得喝牛奶有效的人，就繼續保持下去也沒關係，但**腸胃不好的人，建議還是不要「睡前喝牛奶」**。

另外，會在睡前喝咖啡、茶等咖啡因飲料的人比我想像中的還多，但**晚上要注意咖啡因的攝取**。尤其是晚上還會兼差的人，往往晚上都會喝咖啡。咖啡因的提神效果因人而異，大約有六個小時。經常有人以爲自己「就算喝咖啡也能馬上睡著」，但馬上睡著和深度睡眠代表的意義並不相同。

這就像是手機滑著滑著就想睡覺、最後睡著一樣。**睡眠最重要的還是在睡眠循環中進入最深層的睡眠，如果這時殘留著咖啡因的效果，即使馬上睡著了，也很難進入深度睡眠**。

那麼，要喝什麼才能舒適入睡呢？**我建議各位喝花草茶。**

實際將睡前飲品換成花草茶的人，有八六％都覺得「有舒眠的效果」。以前，我在爲某運動項目國家代表隊成員做睡眠改善輔導時，全員的睡眠指數都成功改善了。我詢問他們：「你覺得喝什麼對於改善睡眠最有效？」得到最多的答案就是「花草茶」。

老實說這個答案出乎我的意料，不過也再次確定花草茶眞的很厲害。德國洋甘菊和玫瑰之類的花草一定有效，但還是建議先買多種口味試喝，從中調出自己最有感覺的花草茶。

睡前可以喝和不該喝的飲料

❶睡前喝牛奶並沒有舒眠效果。

❷睡前喝含有咖啡因的飲品，會降低睡眠品質。

❸最多人肯定有舒眠效果的是「花草茶」。

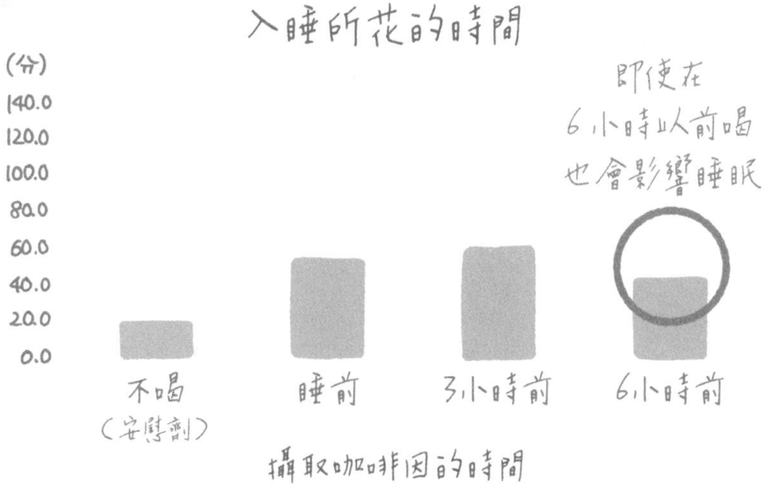

出處：美國韋恩州立大學2013年的研究結果（收錄於Journal of Clinical Sleep Medicine 9）

睡覺時「餓肚子」，是舒眠的基本原則

還有另一個決定睡眠品質的重大要素，就是**「晚餐的時間和內容」**。

若要談論營養素和添加物的話題，那會變得非常複雜，所以如果只能舉**一個幫助舒眠的晚餐重點的話，那就是要設法進入「在睡覺時胃裡沒有任何食物殘留的狀態」**。

提到「胃」，很多人都認為它是分泌胃液、消化食物的內臟，其實在分泌出胃液開始消化時，會攪拌吃下去的食物、輸送到腸子裡，以肌肉訓練的程度劇烈活動的，就是「胃」本身。既然體內有這麼激烈的內臟活動，各位難道不覺得這樣一定會降低睡眠品質嗎？

據說皇家馬德里足球俱樂部等頂尖的足球隊，都嚴格規定球員在就寢三小時以前要吃完正式的晚餐。曾經有球員提問：「那晚一點吃，就要晚一點睡嗎？」結果得到的回答是「晚多少時間吃，就晚多少時間睡」，執行得非常徹底。

應該很多人都覺得，睡覺時胃裡還殘留食物的話，心跳次數會變得不易下降，睡醒的感覺也不清爽。但睡前肚子有點餓的話，反而能夠清爽地起床，在體感上很容易就能了解這之間的差異。

不過，商務人士並不像運動選手，一整年都忙個不停，所以要是太注重控制晚餐的時間，反而會不順利。

最有效的對策，就是提早晚餐的時間。近年來，聚餐的時間也有越來越早的傾向，不論是自炊還是外食，若能提早一小時吃晚餐，會比較容易舒適入睡。尤其是吃烤肉、炸物這類會對胃造成很大負擔的餐點，早一點吃完也很有效。

很晚才下班回家的人，建議先在傍晚吃個簡單的「輕食」。如果回家吃的晚餐份量較少，就算在睡前九十分鐘吃，也不會對睡眠造成不良影響。這裡最重要的，就是避免降低「幸福感」。因爲晚餐與幸福感之間有很密切的關聯。

如果忽略了這個觀點，就很難持久，千萬要注意。

幫助舒眠的晚餐三原則

❶睡覺時要保持胃部清空的狀態。

❷稍微提早晚餐的時間（尤其是餐點口味偏重時）。

❸若是吃晚餐的幸福度下降，就無法持久，要適可而止。

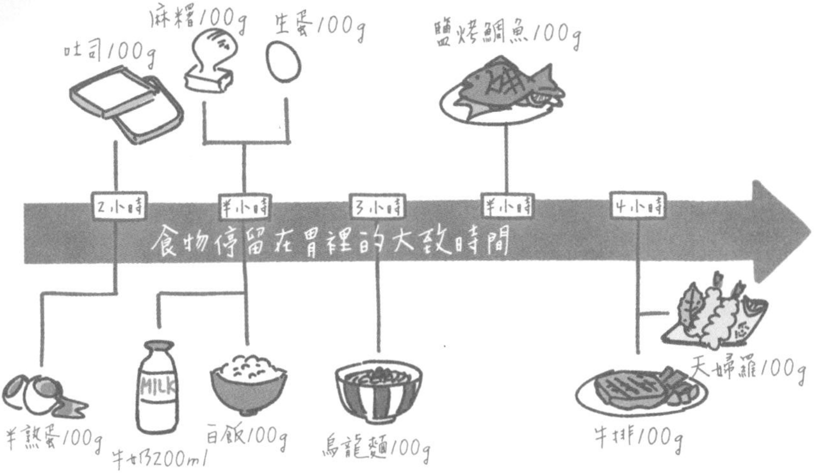

出處：日本營養士會「管理營養士．營養士手冊」第一出版（2015）

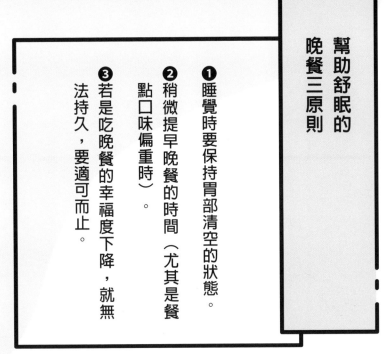

睡前用「寫日誌」來冥想吧！

很多人都說「冥想（覺察）」可以改善心理健康、解決失眠問題。研究也證實冥想的確有消除壓力的效果，也能有效改善失眠。

但是，真正想改善睡眠的人，絕大多數都「不擅長冥想」或是「狀態沒有好到可以冥想」。

大多數無法好好睡覺的人，大腦都處於壓力和資訊過多的失控狀態，即使冥想也幾乎無法進入狀況，會感受到負面的焦慮並胡思亂想，於是再也無法忍受自己處於這種什麼也不做、什麼也不想，只是單純呼吸的狀態。

當然，如果有專家指導，而且是在能放鬆的冥想環境下，可能會進行得比較順利，但除非是精神狀況相當好的人，否則要靠自己獨自冥想來獲得成效，機率非常低。

不過，這裡有個可以在精神失控的狀態下冥想的適當方法。

那就是**在短短五分鐘內，一心一意寫出自己腦中思緒的「寫日誌」手法。**準備好筆和紙，在五分鐘內一心一意不間斷地寫出腦中想到的事情和煩惱。容易胡思亂想的人，多半也可以透過寫日誌來進入冥想狀態，得到和冥想差不多的紓壓效果。

我在做睡眠改善輔導時，這個解決方法對於嚴重焦慮導致睡不好的人最有效果。

但是，這個花五分鐘書寫的方法，只適合睡前會焦慮的人。**睡前能做到正向思考的人，可以寫「感謝日記」或「夢境日記」這些樂觀正面的東西，就算只寫三行也好，睡眠品質就會提升。**

此外，所有人都覺得有效，而且持續率很高的方法，就是**預測自己隔日的行動並寫出來的「預言式書寫」**法。很多人都會寫下自己明天的待辦事項，可以稍微再進化一點，將句子改寫成像是「我會在六點檢查好企畫書、寄出後去開會」這種句型。這比單純寫出待辦事項，舒眠效果更好。

在睡前的預定行程裡加入「書寫式冥想（寫日誌）」

❶對大多數人來說，「睡前冥想」太難了。

❷書寫式冥想的「寫日誌」，可以讓容易焦慮的人也進入冥想狀態。

❸三行日記和明日預定事項的「預言式書寫」，也有幫助睡前放鬆的效果。

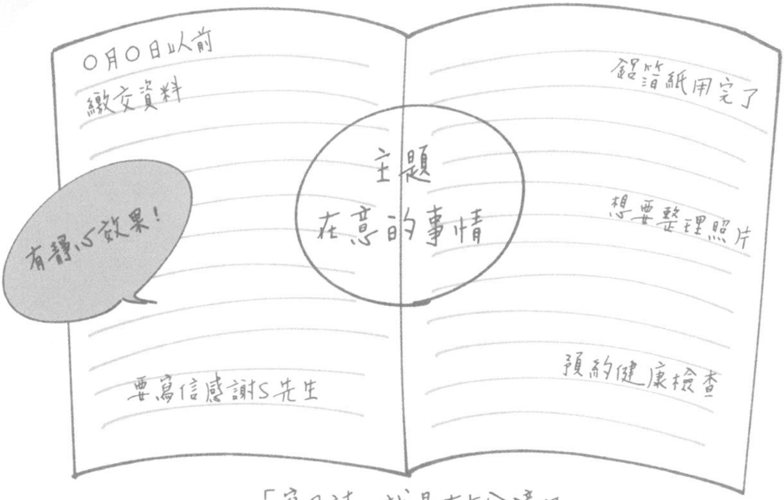

「寫日誌」就是在5分鐘內
一心一意不間斷地寫出腦中所想到的事情

睡前
用伸展操重整身體，
有助於睡得更深

現代人無法舒適入睡的最大原因，就是「睡前無法放鬆」。雖然我建議各位在睡前閱讀、寫日誌以放鬆身心，但其實光是這樣做還不夠。**因爲大多數的商務人士身體都非常緊繃，一整天下來的不良姿勢並沒有恢復正常**。

首先是關於姿勢，幾乎所有上班族都因爲用手機和電腦，而變成駝背和**「圓肩」**。長時間持續這個姿勢，直到睡前都沒有恢復，所以就很難舒適入睡。

能使駝背或圓肩恢復原狀的最佳方法，就是躺在**「瑜伽滾筒」**上滾一滾。尤其是姿勢不良的人，只要在睡前滾三分鐘左右的瑜伽滾筒，「深度睡眠時間」就會拉長大約兩倍（使用智慧型手錶統計得出）。我每天都會滾瑜伽滾筒，不只是改善了睡眠，連腰痛也好多了，簡直一舉兩得。

對於並不想特地買瑜伽滾筒的人，我會推薦**不需要任何工具的「一分鐘舒眠伸展操」**（參照152～153頁）。

重點在於感受自己身體哪個部位的緊繃無法舒緩。這是個簡單好懂的方法，肩頸容易僵硬痠痛的人，上半身通常會在睡覺時緊繃，有腰痛的人則多半是下半身緊繃。

這時，只要簡單拉伸一下自己緊繃的部位，就能紓解緊繃的身體，變得舒適好眠。上半身、下半身都很緊繃的人，就兩邊都做。

坊間有各種幫助舒眠的伸展操，但要是同時做兩三種，就無法堅持下去，所以各位只要做這裡介紹的伸展操就夠了。

只要實際做看看，就一定能體會到舒眠效果有多棒了。

在睡覺前用伸展操重整身體

❶幾乎所有上班族因為白天的姿勢都很糟，導致身體十分僵硬。

❷最好的方法是用瑜伽滾筒重整身體。

❸只要拉伸自己身體緊繃的部位，就會產生舒眠效果。

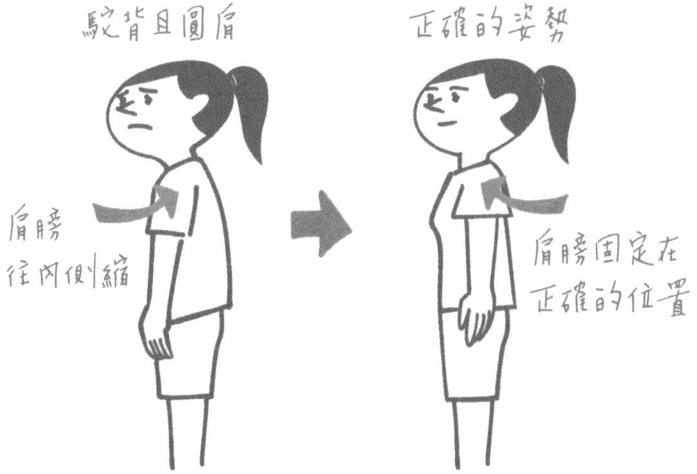

舒眠實踐法②

一分鐘舒眠伸展操

這裡要爲大家介紹有助於舒眠的伸展方法。

上半身篇（①～③做五組）

①雙手在胸前伸直、手指交叉，拉到頭頂上（手掌朝上）。

②向上伸直並搖晃，持續大約五秒鐘。

③快速吐完氣，讓手臂自然下垂。

下半身篇（①～②做五組）

①臉朝上仰躺，吸氣三秒，同時將腳踝彎向身體前方（腳尖朝肚臍方向）。

②花五秒鐘慢慢吐氣，同時將腳踝朝反方向伸展。

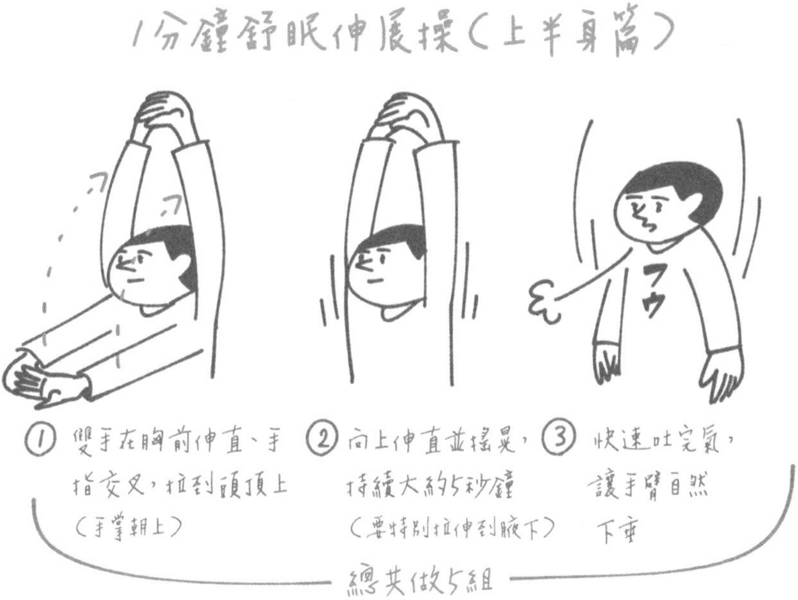
1分鐘舒眠伸展操（上半身篇）
フウ
① 雙手在胸前伸直、手指交叉，拉到頭頂上（手掌朝上）
② 向上伸直並搖晃，持續大約5秒鐘（要特別拉伸到腋下）
③ 快速吐完氣，讓手臂自然下垂
總共做5組

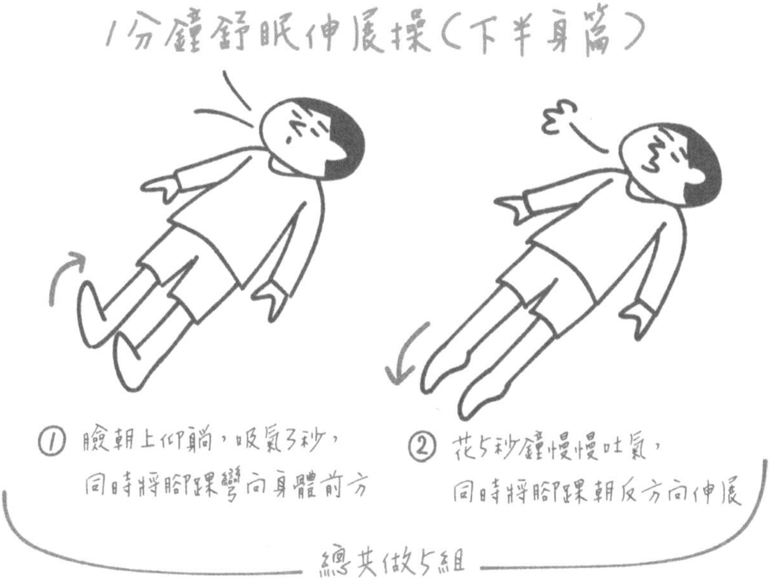
1分鐘舒眠伸展操（下半身篇）
① 臉朝上仰躺，吸氣3秒，同時將腳踝彎向身體前方
② 花5秒鐘慢慢吐氣，同時將腳踝朝反方向伸展
總共做5組

挑選舒眠旅館的訣竅

出差需要過夜時，在陌生的地方不僅會感到不安，也不習慣睡眠環境，所以很多人的睡眠品質都會下降，或是要花很多時間才能入眠。

當然，如果在出差地也能做到和平常一樣的「夜間例行程序」，就可能維持舒適好眠，近年也有許多旅館、飯店用心為房客打造舒眠條件，一定要善加利用。

最簡單的條件，就是「床墊」。例如，選擇配備了席夢思、愛維福等自己平常睡的，或是比平常更好睡的床墊的旅館。一般來說只有高級飯店才會使用高性能的床墊，但也有些平價旅館會推出稍微加價，就可以選擇配備了高級床墊的房型。

建議各位可以善用宣稱主打舒眠體驗的飯店、旅館。比方說，日本的「超級酒店」（Super Hotel）就為了替房客打造舒眠環境而下了各種工夫，像是燈光顏色、隔音措施、客選枕頭等。有報告指出，這些工夫讓房客實際進入深度睡眠的比率，比其他普通旅館多了 35%。近年已有不少用心安排舒眠環境的飯店、旅館，很講究舒眠的人可以多方探聽和嘗試，讓出差或旅行都能好眠。

此外，我最推薦的就是附設公共溫泉澡堂，特別是的還附設「三溫暖」的飯店、旅館。這麼一來，在出差時就能一口氣消除壓力、進入深度睡眠了。

第5章

一週的
生活方式
會影響個人表現

週一一早若是狀況不佳，
要到週五
才會恢復原本的水準

平日工作繁忙的商務人士，總會在補償心態作用下而在週末喝太多酒、上太多網，導致週一早晨遲遲起不了床。

俗話說憂鬱星期一，根據早稻田大學的調查，週一是最多商務人士自殺的日子，尤其早晨的通勤高峰是最危險的時段。

相關睡眠學會的報告也提到，**假日早上的起床時間比平日晚兩個小時以上的人，與假日的起床時間和平日一樣的人相比，週一和週二的疲勞程度會大幅提升，直到週五才會完全恢復到相同的水準。**

但人性本如此，週末總是會忍不住熬夜。

因此，我要來告訴大家一個即使在週末熬夜，週一早晨也有很高的機率可以神清氣爽起床的技巧。首先，週五和週六夜晚不論再怎麼熬夜、再怎麼貪睡都無所謂，請大家在這段期間盡情放縱。

但是，週日的早晨要在週一預計的起床時間起床。儘管這樣會很睏，不過反正又不用去上班，身體不舒坦也沒關係。然後到了週日晚上，要提早準備好週一穿的衣服和工作（先把包包裡的東西全部拿出來，再重新放入非帶不可的物品）。

週五和週六過得有多放縱歡樂，週日就要相對克制飲食、慢慢泡個澡，慰勞自己的身體。只要這麼做，就能在很早的時段感受到強烈的睡意，同時要乘機立刻上床就寢。

如此一來……週一早晨就不需要鬧鐘，而能一下子清醒過來。

這個方法看似很難做到，但實際上週五和週六可以隨心所欲地度過，心靈會感到非常滿足，所以成功率相當高。

實踐這個方法，感覺像是從週日就開始爲週一的早上鋪陳，可以實際體會到自己事先營造好情境有多麼重要。

這個週末技巧也能應用在長假和海外旅行，請務必在週末熬夜的那個星期試試看。

週一早晨的起跑很重要

❶商務人士在週一的早晨最憂鬱。

❷如果週一感到身體不適，就會影響到一整週。

❸即使週末的生活混亂，只要在週日早晨重新整理，週一早晨就能恢復。

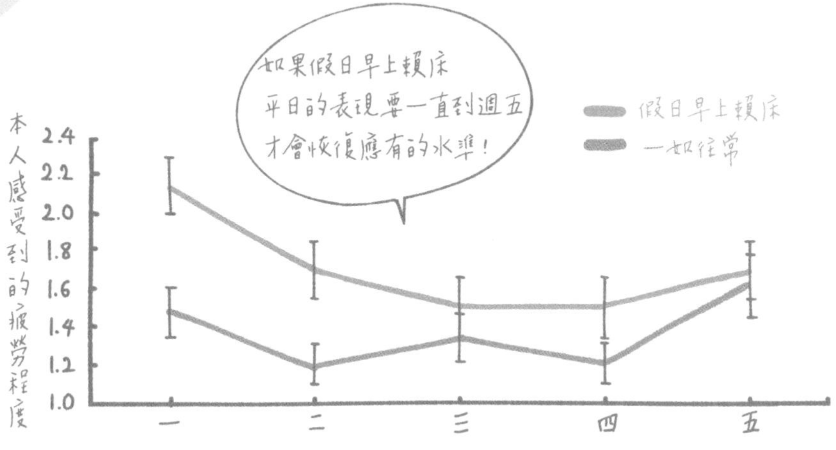

出處：Sleep and Biological Rhythms 2008; 6:172-9

身心疲勞的高峰，就在週四

你覺得自己在一整個星期內，星期幾是最疲勞的日子呢？

疲勞的指標有很多種，**以其中與心理上的疲勞關係最密切的「自律神經」爲例，週四是自律神經最混亂的時候。**

順便一提，大家平均最有精神的日子是週六。或許是因爲很多人即使在週一覺得很累，到了週間就已經進入工作狀態，變得不易感到疲勞，但實際上，週四會非常累。

站在「疲勞會累積」的觀點來看，週五看起來是累積最多疲勞的日子，然而實際上並非如此。當人們一知道隔天就能放假，安心感和期待可以幫助自律神經恢復精力。

雖然很多商務人士都沒有發覺，不過因爲在週間疲勞會累積，導致工作上的表現變得低落，**所以只要做好因應措施，就可以更接近理想的狀態，不僅平日能一直發揮高水準的表現，週末也不會累積疲勞、可盡情享受私人時光。**

而這個解決的措施，就是**在週三的夜晚好好睡一覺**。

不過實際上，商務人士的應酬聚會最多是安排在週三和週四。週三疲勞會達到高峰，是平日最不該喝酒的日子；不過週四的應酬疲勞可以靠週五來克服，所以週四是最適合安排應酬聚會的日子。週三不要安排應酬聚會，而是設定成照顧身體、好好睡覺的日子，肯定能讓你感覺到一整週的疲勞累積程度和以往大不相同。

當你實際體會到這個效果以後，請一定要向工作上的同伴與職場同事宣傳這個「**週四疲勞高峰論**」。

只要一起共事的成員都能理解這個概念，應酬聚會就漸漸不會再安排在週三晚上了。但是，應酬聚會往往無法依自己的情況來決定日期，所以建議大家至少可以在週三需要應酬喝酒時，盡量少喝一點，並且早點回家。

一整週都維持高水準表現的訣竅

❶自律神經在週四最混亂。

❷千萬別把應酬聚會安排在週三，最佳應酬日是週四。

❸週三的晚上只要好好睡一覺，一整週都能過得舒暢順利。

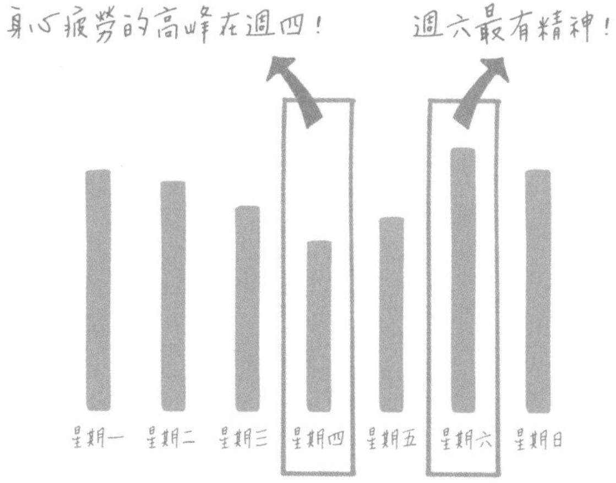

自律神經的整體活性（TP）傾向

出處：Health, Vol.8 No.9, 15 June 2016.

事業有成的人，睡眠型態沒有平日、假日之分

在調查商務人士睡眠狀況的研究中，發現**能在工作上創造高度成果的高績效人才，平日和假日的睡眠時間與起床時間並沒有太大差異**（NeuroSpace調查資料）。

當平日與假日的睡眠時數和時段的差距變大，就會遭受和時差問題同等程度的影響，有兩小時以上差距的人，狀態就像是每個週末都到亞洲各國旅行一樣。過去的許多研究，也證實**平日與假日的睡眠時間差距越大，「肥胖和體脂增加的幅度」「勞動意欲下降」「罹患憂鬱症的機率」都會等比例增加**。

根據江戶川大學的研究，商務人士在假日睡懶覺，尤其是女性，BMI和壓力都特別容易提高，必須多加小心。如果家裡有年幼的小孩，母親若是在假日晚起，小孩也會跟著晚起，所以最好盡量避免。育兒期的女性即使假日稍微多睡了一點，一般來說睡眠時數仍偏少。所以，我們還是需要在平日的睡眠上多花點心思。

本書已經提過很多次，要是長期睡眠不足，個人表現會持續下降，而且事實上，就算之後彌補不足的睡眠時數，也無法充分恢復。各位只要衡量一下**「持續睡眠不足會造成損失」**的部分，和**「平日與假日的睡眠差距太大會帶來很多壞處」**的部分，就會發現有必要重新評估一天的基本睡眠模式（DAY）。

這裡說的消除平日和假日的睡眠差距，意思絕對不是要你在假日工作。我反而建議各位盡量在假日多多活動平日不會用到的大腦和身體部位，像是與親朋好友共度珍貴的時光、花更多時間從事自己的興趣，這些都很好。

減少平日和假日的睡眠差距，最終可以提高平日和假日的充實程度，改善QOL（生活品質）指數。

爲了舒眠生活，各位一定要嚴禁「週末睡懶覺」。

消除平日與假日的睡眠差距

❶高績效人才的平日與假日睡眠差距較小。

❷平日與假日的睡眠差距一旦拉大，就會導致肥胖和壓力增加。

❸只要減少平日與假日的睡眠差距，QOL就會提高。

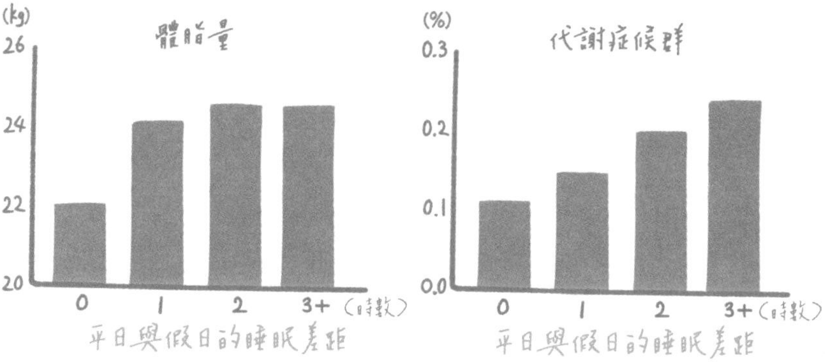

出處：International Journal of Obesity 2015年5月號

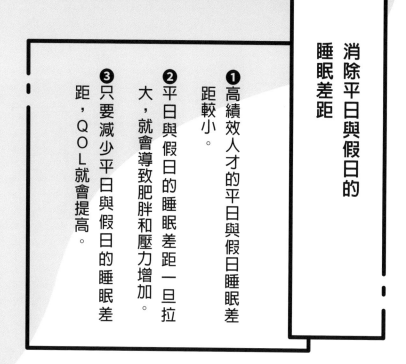

今後需要的
不是減少「睡眠負債」，
而是增加「睡眠存款」

在二〇一七年的日本流行語大獎前十名當中，「**睡眠負債**」上了榜，讓許多人都知道了這個詞。

在出現睡眠負債這個說法以前，只有「睡眠不足」這個形容詞，不過多虧了睡眠業界強力行銷的成果，讓這個詞變得耳熟能詳。

一般大眾都會認爲「不足的話就算了，但負債（借錢）一定要還」，於是高級床墊和睡眠營養補充廠商便抓緊這個機會，讓銷售額一舉大幅飆升。

心理學的研究指出，負面表現的吸引力是正面表現的五倍，所以這個詞成功讓大眾開始關心睡眠，實在非常值得感謝。

但是，我希望商務人士今後並不需要一直償還「負債」，而是可以一直擁有「存款」、自由活用。

在世界知名的接力賽跑箱根驛傳中達成四連霸的青山學院大學教練原晋，曾經因爲在正式比賽前緊張得睡不著，導致比賽成績慘不忍睹。他爲了不讓選手重蹈覆轍，會訓練他們懂得儲存「**睡眠存款**」。

原教練的思維，和我心目中最理想的商務人士思維不謀而合，所以我一定要來告訴大家。**所謂的「睡眠存款」，是平常要睡得比自己的最佳睡眠時數稍微再多一點點、保持充足睡眠的思維。**只要處於這個狀態，在重要的日子前一天即使因爲意外或緊張而睡不著，也幾乎不會影響到個人表現。

這是有點高級的睡眠技巧，很難一下子達到這個水準，不過各位可以先從保持普通的睡眠開始挑戰看看。**要注意的是「睡眠存款」並不是像「睡懶覺」一樣全部累積一次睡完，而是每天多睡十～二十分鐘。**

只要有「睡眠存款」，就能一直保持高績效

❶週末不是用來償還平日的睡眠負債，而是要經常用於儲蓄睡眠。

❷只要有睡眠存款，即使遭遇意外事件，個人績效也不會下降。

❸要睡得比自己的最佳睡眠時數再稍微多一點（十～二十分鐘）。

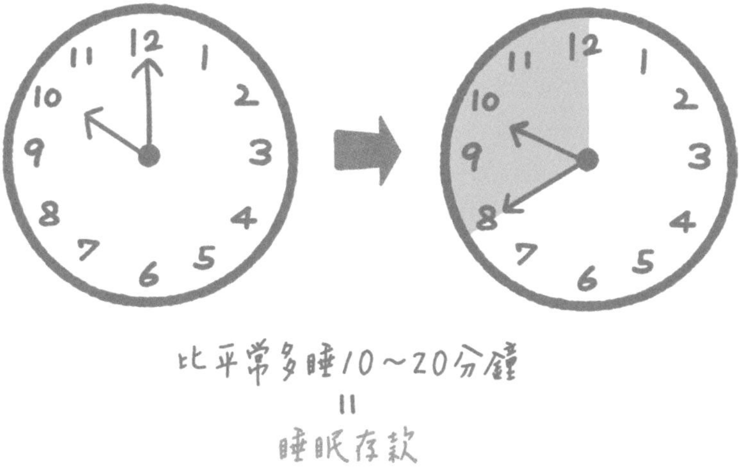

基因決定了
你是「晨起鳥」
或「夜貓子」

最近有越來越多公司會採取彈性上班等多樣化的上班制度，商務人士可以選擇適合自己的工作型態的時代已經來臨。

彈性上班搭配睡眠，其實可以創造出最輕鬆且成效最好的工作方式。**因爲自己的睡眠型態**（清晨型、夜晚型）**大約有一半是與生俱來的，可以配合自己能自然順利投入工作的時間**（請參考這一章最後的專欄，調查自己的睡眠類型）。

實際上，大約有一半的人是屬於「**中間型**」。而評量爲「清晨型」「夜晚型」的人大概各占了兩成。居多數的中間型，睡眠只要不是極端地轉換成清晨型或夜晚型，白天都能舒適地發揮個人績效。

至於評量爲「**清晨型**」和「**夜晚型**」的人，只要將睡眠時間各自往自己的「清晨型」「夜晚型」時段調近約三十分鐘，就能輕易發揮出自己的績效。

最後是評量爲「**絕對清晨型**」和「**絕對夜晚型**」的人。屬於這兩種類型的人，即使再怎麼努力，也很難變成違反自己體內節律的類型。

不論再怎麼踏實地轉換成清晨型模式，無法在早上發揮個人績效的人，實際上還是占了全體的五％左右。這種人大可不必勉強自己，請在自己最能發揮績效的時段善加安排彈性工作時間。

一般而言，轉換成清晨型的彈性工作模式，在商業買賣上占有優勢，通常比較有利。要是比較晚才開始上班，往往會被人推工作到自己身上，或是在開始上班的時候，其他同事早就火力全開、讓你落於人後，不利的要素也不少。

附帶一提，研究顯示夜晚型人的特性是ＩＱ比較高，或是具有比較強的創造力、適合企畫類的工作。最重要的是，睡眠型態有五〇％天生就決定好了，所以最好能夠妥善利用這一點，讓工作和私生活都能更加充實。

如果是彈性上班制，就能為自己安排最佳舒眠時間

❶清晨型或夜晚型，有五〇％天生就已經決定好了。

❷若是彈性上班制，只要利用自己的睡眠類型來調整，就能輕鬆展現高績效。

❸清晨型在商業買賣上多半占有優勢，但夜晚型也有很多長處。

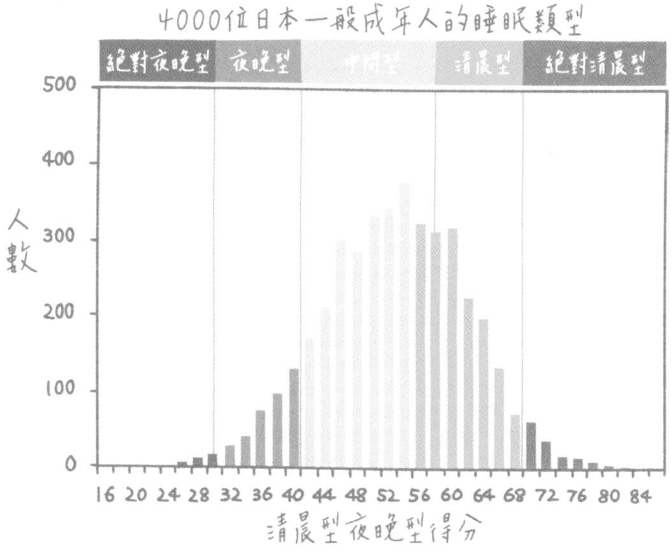

出處：日本國立精神．神經醫療研究中心「慕尼黑時型問卷」調查結果

把打掃寢室
當作週末例行公事，
就能一週好眠

一整個星期裡，最能花心思提高睡眠品質的就是假日。

雖然沒有必要特地寫出來，不過只要趁假日做好平日做不到的事，平日的睡眠品質就會大幅提升。假日可以做很多事來提高睡眠品質，我最建議的就是**「打掃寢室」**。

單純地打掃寢室，效果就很足夠了，但若是能夠在打掃的時候注意以下三點，效果會更好。

第一點，是**「減少寢室裡的物品」**。寢室裡要是有太多物品，會讓人難以進入睡眠模式，也不易進入深度睡眠。這對於遲遲無法快速入睡的人效果特別好。

第二點，是**「清除灰塵」**。或許很多人已經知道了，房間裡的灰塵都聚集在地板以上三十公分處。我們平常站著、坐著的時候不太會吸入灰塵。但是在睡覺時，如果是打地鋪睡地板，就等於是睡在灰塵的集中區域裡。所以如果能夠趁假日好好用吸塵器清掃房間，再順便擦一擦地板的話，平日也能安睡無虞。

最後第三點，是「**清潔床單**」。床單會直接碰到皮膚，所以最好能夠一直保持乾淨，但是平日往往沒有機會清洗。床單和枕套上會不斷累積**塵蟎**和塵蟎的屍體、自己的皮屑和老廢物質。只要每週清洗曬乾一次，這些就能幾乎清乾淨。

最理想的狀態是星期日可以放鬆度過，所以建議在週六的早晨洗床單。不過，遇到雨天無法曬乾床單，家裡又沒有烘乾機時，單純用吸塵器吸走床單上的髒汙也就夠了。

其實，有資料顯示只要用吸塵器就能夠去除九成以上的塵蟎。

講究一點的人，若是擔心吸地板和吸床單棉被共用很不衛生，市面上也有專門吸塵**蟎**用的吸塵器，可以參考利用。

假日打掃寢室的三個重點

❶減少寢室裡的物品，以便幫助入睡。
❷要清除寢室裡的灰塵，以免睡覺時吸入灰塵。
❸利用水洗或吸塵器清除床單上的塵蟎。

■室內高度和過敏物質分布的關係（一般家庭）

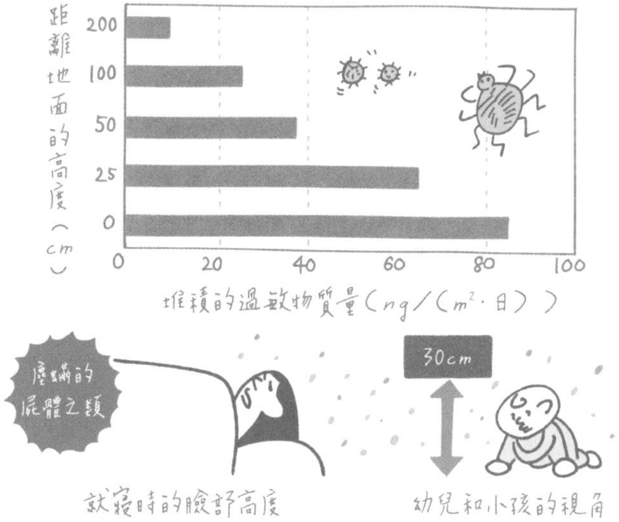

出處：摘錄自MAHBEX公司型錄

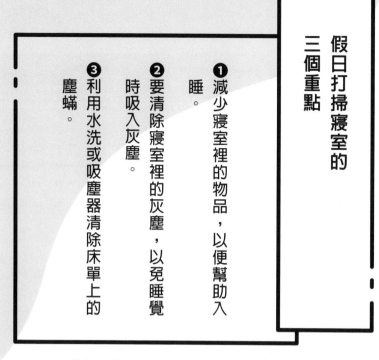

評量你是清晨型或夜晚型的方法

要讓睡眠最佳化，首先必須知道自己的最佳睡眠時數，下一步再了解自己的睡眠類型是清晨型或夜晚型，會更容易得知自己最理想的舒眠模式。

判定清晨型或夜晚型的資料，包含了基因。

近年對於時鐘基因組的發現和分析正在陸續進行，目前個人能夠做的基因檢驗當中，只能判別整個時鐘基因組的一小部分，所以即使透過基因檢驗判定為「清晨型人」，可信度也非常低。

那實際上到底該怎麼測試呢？就是利用網路上可以簡單填寫的「慕尼黑時型問卷」（MCTQ）。它又稱作「清晨型和夜晚型問卷自評量表」。（網路搜尋關鍵字，即可找到由香港中文大學提供的問卷，自行列印利用）

雖然問卷裡有些問題很麻煩，但也因此可以得到相當精準且可以實際應用的結果。儘管這是一份自我評量，不過只要按照評量結果建立自己的舒眠模式，就能更輕易建立自己的最佳睡眠模式，非常推薦。

然而各位需要注意一點，就是時型可以彈性改變，如果只是「中間型」的人要變成「清晨型」的話，那完全沒有關係；但是「絕對夜晚型」的人要變成「絕對清晨型」，那就太過勉強了。雖然我也輔導過想要挑戰的人，但沒有人能成功。

我至今幫過許多人改變睡眠模式，都會參考這份慕尼黑時型問卷的結果來輔導。遇到評量為「絕對夜晚型」的人，我會留意讓他們在不勉強的狀況下維持舒眠，一點一滴地慢慢轉移成清晨型。

這是可以免費作答的測驗，各位可以試看看。

清晨型和夜晚型問卷自評量表（MEQ-SA）

http://cet.org/wp-content/uploads/2018/01/MEQ-SA-TradChi.pdf

第6章

對應每個季節變化的舒眠技巧

春眠不覺曉，是大家共有的心事

春天是早上最難起床的季節。

雖然冬天也很難起床，但理由是棉被內外的溫差太大，眞的論起起床的難度，「春天」絕對是最難的。

春天早上很難起床的原因有很多，其中**最大原因，是因爲身體變暖後，副交感神經過度優先作用，導致清醒以後也不容易切換到交感神經。**

商務人士通常會在年末趕工，而年初又會有職務調整和新的工作，春季初期是一年中變動最大的時期。

雖然當事人不容易察覺，但其實這些變化都會造成不小的壓力，加重身心的負擔。因此，即使在這個時期想要全力衝刺，也會遇到「早上起不來」「總覺得提不起勁」等狀況。

如果在這個時期沒有發現自己的心情和身體狀態的落差，而卯起來硬幹的話，就會白忙一場，工作和人際關係都不會順利。

那麼，該怎麼對抗春天的睡意、做好舒眠對策呢？

答案就是……放棄在這個時候全力衝刺，早上稍微晚一點起床、放慢活動步調。實際上，工作會一直忙碌到年末，加上天氣寒冷，所以交感神經通常會一直優先作用。因此，以「春眠不覺曉」作藉口，放鬆心情去面對的話，即便冬天過後仍持續緊繃的身心也會逐漸恢復、回歸到又能再努力一年的狀態。

入春後貪睡並不是你的問題，而是人類爲了恢復疲勞的身心而具備的本能，違抗它並沒有意義。

告訴各位一個小秘密，其實頂尖運動員也不會在春天卯足全力。但這絕對不是在偷懶，而是因爲假如從早春時期就火力全開的話，就無法一整季都保持最佳狀態，中途還可能發生嚴重的身體不適或受傷，結果自然就降低了個人的整體表現。

早春時期千萬不能太過努力

❶春天愛睡覺並不是身體不好，而是所有人都會發生的自然現象。

❷就算卯起來對抗這股睡意，也只是白忙一場、諸事不順。

❸把早春時期當作「一年中可以放心睡覺的時期」，放過自己。

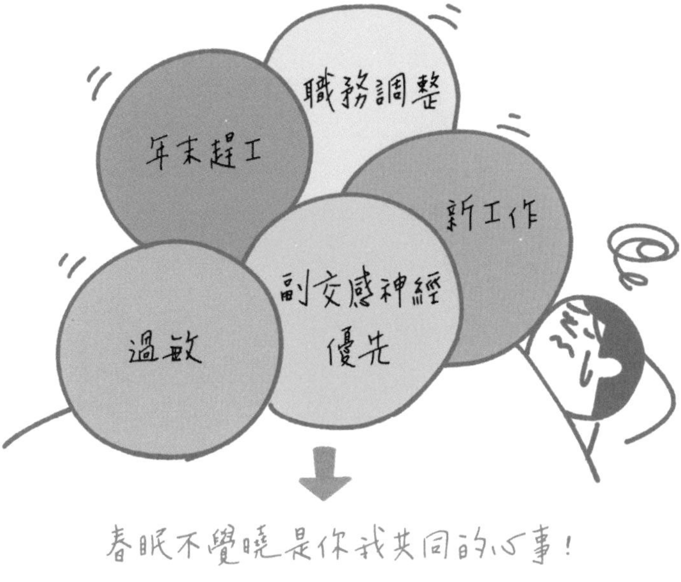

一年之中
最容易累的時期
在六月

或許很多人都會感到意外，**六月是對身心負擔最大的月份**。

其中一個原因，就是六月是**氣壓下降最快的時期**。我們都知道氣壓越低，人就越容易感到身體不舒服，而氣壓從五月到六月是一年中下降最快的時候，六月和七月是氣壓最低的時期。

只要能夠順利熬過六月，接著在夏天就能避免熱病、成功度過；但身體若是在梅雨季失調，就會一直持續到人人都覺得舒適的十月爲止。

而且，六月東京的平均相對濕度會上升至六〇～七〇%，是酷熱指數變化最大的月份。最適合睡眠的濕度是五〇%，四〇～六〇%的濕度都屬於舒適範圍。順便一提，除了六月以外，七～九月的平均濕度也都將近七〇%*。

不過，大多數的家庭在七月到九月都會開冷氣，所以不太會發生濕度的問題。

相對地，六月的氣溫還沒有那麼高，會讓人猶豫到底要不要開冷氣。即使有人白天會設定「除濕」功能，但幾乎沒有人會在晚上使用空調。

爲了設法解決這個難題，首先你應該做的就是購買「濕度計」。現在不管是生活百貨還是網路購物，都能夠買到功能正常又便宜的濕度計。買了濕度計以後，要放在寢室裡可以清楚看到的位置。

當濕度一超過六〇%，睡眠品質就會大幅下降，如果在就寢前一小時發現濕度超過六〇%，就要立刻打開除濕機或空調。

這個時期只要沒有下雨的話，有幾天的濕度就不會偏高，會因日子而有不小的差異。此外，地理條件、房間的位置等各種環境下的濕度都不盡相同，所以關鍵在於濕度計。

濕度計在冬季預防乾燥時也非常實用，是幫助舒眠的必備用品。

*臺灣屬海島國家，一整年的平均相對濕度都超過七五%。

克服梅雨的三個重點

❶梅雨（五、六月）是氣壓下降最快的時期，身體容易失調。

❷與舒眠有密切關係的是環境的相對濕度。

❸利用濕度計測量，只要濕度超過六〇%，為了好眠應打開空調。

根據交通部中央氣象局統計顯示，臺灣各縣市的平均相對濕度介於75~85%。濕度高容易滋生黴菌、塵蟎，誘發過敏、氣喘等呼吸道症狀，至於睡眠可想而知一定不怎麼舒服啦！

平均相對濕度（%）

	臺北	基隆	花蓮	宜蘭	臺南	高雄	嘉義	臺中	新竹	日月潭	臺東
2019年	76	78	77	82	75	75	76	77	74	79	76
2020年	74	79	77	80	73	74	75	73	74	80	77
2021年	76	84	81	85	76	76	80	73	76	85	76

資料來源：臺灣交通部中央氣象局

夏季的最佳睡眠時間會縮短，要比平常更早起

「夏天睡覺時，開冷氣會睡得比較好嗎？」

關於這個問題的研究有很多，答案是「ＹＥＳ」。

夏天會受到高溫和潮濕的雙重夾擊，也有中暑的風險，絕大多數人都認爲開冷氣睡覺比較好。

我非常贊成夏天開冷氣來幫助舒眠，不過爲了讓大家睡得更舒適，我要來告訴各位幾個夏天的高階舒眠技巧。

首先，就是**設定早晨關冷氣或是提高溫度**。夏天開冷氣最大的壞處，就是會導致早晨體溫不易上升，變得很難起床。最好設定在早上起床一小時前關閉冷氣，或是提高溫度。但不能設定得太早，否則最重要的睡眠品質會下降，這樣就可以解決早上起不了床的問題了。

接著，我建議大家**不要改變就寢時間，但要提早起床時間**。

夏季的最佳睡眠時數會縮短。大多數人在夏天的睡眠時間即使比平常縮短半小時以上，白天也不會產生睡意和身體不適。所以，趁著機會難得，可以試著在夏天早起。

最後，我建議大家開**電風扇**。雖然在濕度高的日子不建議開電風扇，但如果是濕度低的日子，多數人通常只要開電風扇就能舒適好眠了。訣竅是風向不要對著臉，對著臉吹會讓人睡不著、對深度睡眠造成不良影響。

很多人不只是開電風扇，同時也會搭配冷氣。如果要同時開電風扇，將冷氣的溫度調高二到三度，也能獲得好眠。

電風扇也和冷氣一樣，最好設定在早上關閉。

冬至的日出時間是早上七點前*，而夏至的日出時間是清晨五點左右。以前的人會配合日出時間調整起床時間。身為現代人，也建議睡眠時間不要全年固定不變，最好能彈性更動。

*根據中央氣象局二〇二一年紀錄，十二月二十一日冬至當天日出時間是六點三十四分，夏至則是五點五分

夏天使用冷氣
建立最短的睡眠時間

❶夏天開冷氣睡覺，可以確實幫助舒眠。

❷開冷氣睡覺會導致早上起不來，所以需要調整早晨的冷氣狀態。

❸冷氣與電風扇併用，可以睡得更好。

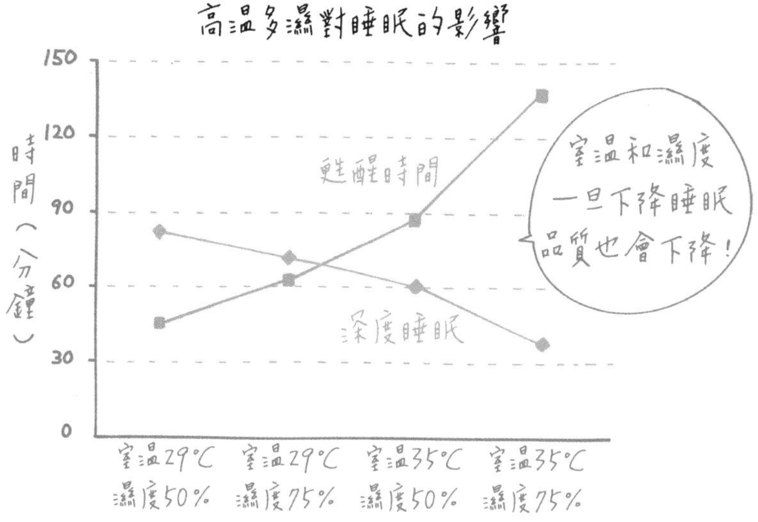

出處：上里一郎監修．白川修一郎編輯《睡眠與心理健康》

過敏、鼻塞，是舒眠的大敵

日本一到了春天，電視的氣象預報都會一併提供花粉的動態消息。這是當然的，根據二〇〇八年的全國調查，大約三〇％的日本人有花粉症。**如果加上花粉症以外的過敏性鼻炎，有多達四〇％的日本人患有鼻炎**。

在花粉症流行的時期，很多人的鼻水都流個不停，或是因爲鼻塞而張口呼吸。這樣一來，深度睡眠當然就會減少，中途醒來的次數也的確會增加。

既然如此，那該怎麼應對才好呢？

關於花粉症的對策，會因每個人的體質和偏好而異，所以各位應該都有自己的一套作法，這裡就站在改善鼻塞、提高睡眠品質的角度，爲大家介紹兩個方法。

第一個是**「洗鼻子」**。這是單純用水清洗鼻子、沖掉花粉和灰塵的方法，幾乎人人有效。

不過，洗鼻子的缺點是很費工夫，需要在水裡加少許食鹽攪拌做成生理食鹽水，否則要是導致「刺痛」，就很難養成習慣了。不過，食鹽的份量只要在做過兩、三次以後，就能拿捏得比較精準了（作法可以上 YouTube 搜尋關鍵字「洗鼻子」）。

第二個建議的方法，是**改善腸道環境**。最簡單的就是食用廣告宣稱能有效改善花粉症的優格。不過優格的效果會因體質而大不相同，需要自行尋找對自己有效的植物性乳酸菌。

我有個朋友的職業是負責檢查腸道環境。根據他的說法，**納豆通常能夠改善腸道環境**。我在成人以前完全不吃納豆，不過在為了對抗花粉症而開始吃納豆以後，每天做過敏檢查時，起初還有五種過敏源，如今已經減少到只剩下一種，最後僅存的「水稻」花粉過敏也幾乎沒有出現症狀，已經穩定到睡眠指數在春天也不會下降的程度了。

妨礙舒眠的鼻塞、過敏應對方法

❶過敏會導致鼻塞、張嘴呼吸，造成睡眠品質下降。

❷「洗鼻子」是解決鼻塞的好方法。

❸只要找到適合自己的腸道環境改善方法，過敏就會減少。

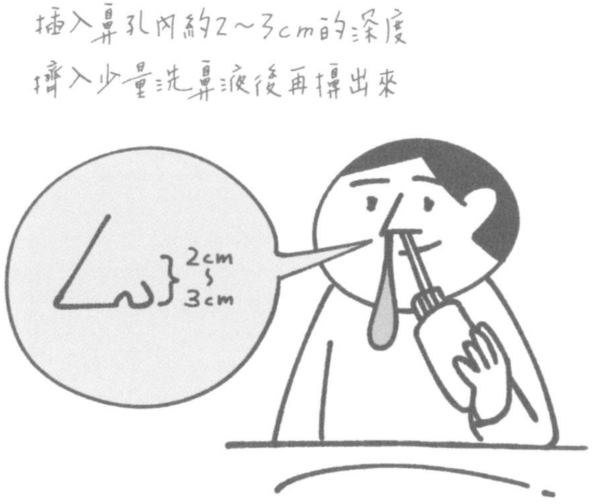
插入鼻孔內約2~3cm的深度
擠入少量洗鼻液後再擠出來
2cm
~
3cm

冬季早起很痛苦，與冬季的寒冷和陽光有關

絕大多數人在冬天的早晨，都沒辦法早起並立刻從棉被裡出來。

理由主要有兩個，一個是**「日出的時間太晚，而且陽光微弱」**。以臺灣平均日出時間例，二〇二一年的紀錄：日出最早的時刻是五點四分，但是到了一月初、日出最慢的時期，太陽到六點四十一分才露臉，晚了近兩個小時。

而且，冬季的陽光較弱，很難依靠早晨的陽光來幫助清醒。

其實，只要陽光從窗外照進來，不必直接曬到太陽也能換醒體內的時鐘基因。但是，如果期望冬天的陽光可以喚醒自己，起床的時間就會變慢，因此需要應變措施。

最有效的方法，就是〈第3章〉介紹過的**「喚醒燈鬧鐘」**。利用可以定時開啓的房間燈光，效果也很好。

各位在冬天起床時，務必好好活用燈光的效果。

冬天早上起不來的第二個理由，是**「棉被裡面比外面暖和」**。在體溫還不是很高的狀態下，如果棉被外面很冷，人類會感覺生命受到威脅，本能上就不會想要起床活動。

這方面的應變方式很簡單，就是設定開啓暖氣的時間，在起床以前事先讓房間暖和起來。

有嚴重身體虛冷的人，則需要更進一步的對策。

我建議的方法是**早上泡澡**。要注意的是，高齡人士可能會因此發生熱休克，不建議這麼做。除此之外，虛冷的人只要養成早上泡澡溫暖身體的習慣，都會覺得「早上可以神清氣爽、幸福地起床」，評價非常好。

在寒冷的冬天早上舒爽起床的對策

❶冬天的日出時間較晚，而且陽光較弱，所以要利用燈光來因應。

❷冬季室溫太冷會起不了床，盡可能保持室內溫度，必要時可開暖氣。

❸建議虛冷的人早上泡熱水澡（但要小心熱休克）。

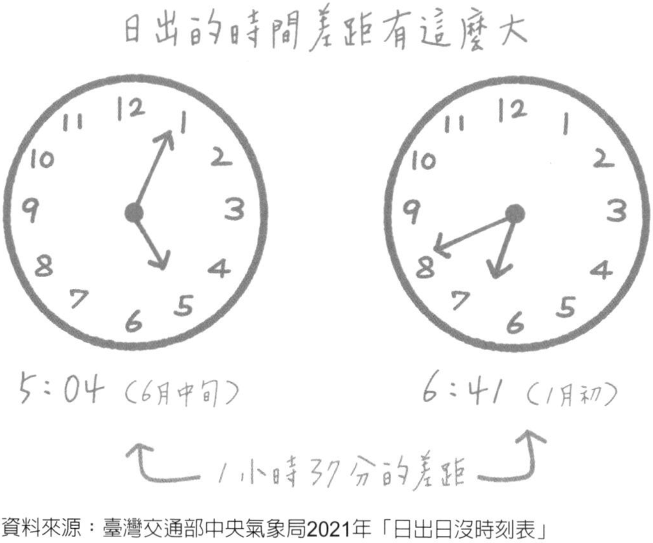

資料來源：臺灣交通部中央氣象局2021年「日出日沒時刻表」

換季時期，
身心容易耗損，
要放慢步調去面對

一整年要面對盛夏時的連日酷熱，也躲不掉隆冬時期的連日寒流，但各位是不是都感覺到自己出乎意料地很能耐冷耐熱呢？

其實，會讓身心最容易感受到傷害與壓力的是「變化」。

所以，就算實際上一年中最冷的時節是一和二月，但身體已經習慣寒冷了，所以並不會覺得特別辛苦。反之，儘管氣溫並不是很低，但在秋末入冬的十一月左右，反而會特別容易讓人覺得「好冷！」

人類的適應能力很高，基本上在任何土地環境都能夠活下去。只要在每個時期花心思做好應對，就能夠舒適生活。然而，**最需要注意的是氣溫會驟降、濕度會陡升的「換季」時期**。

由於商務人士無時無刻都很忙，往往都會等到變化的後期才終於換了棉被、換了睡衣，總會拖了很久才做。在二十多歲時，這樣還不至於對睡眠造成太大不良影響；但是在三十歲以後，換季時期還是要及早做好應對，才能有效幫助舒眠。

那麼，該怎麼應對才好呢？那就是**「早在季節來臨前先做好對策」**，以盡量緩和季節的變化。舉例來說，在進入梅雨季以前先提前除濕，夏天一到就換睡衣，冬天一到就及早拿出毛毯。

有點辛苦的是，拿出下一個季節的衣服和棉被以後，就需要把上一個季節的物品收好，而且**在換季時期，有幾天又會突然回到前一季節的天氣，所以上一季的用品暫時先不要收，安排成兩種都方便使用的狀態。**

請把這個時期當作「過渡期」。

雖然這樣有點麻煩，但要是有兩週左右可以任意使用兩種用品，就可以看日子再決定「今天換成秋季吧」「今天很冷，改成冬季吧」，輕易更換使用的物品。只要順利度過換季時期，在季節正式來臨後，身體狀況也不容易失調，可以舒適好眠。

換季時期要提早應變

❶換季時期對身心的傷害很大。

❷在換季時期提早準備因應下一個季節。

❸為棉被和睡衣等用品安排兩個季節的「過渡期」。

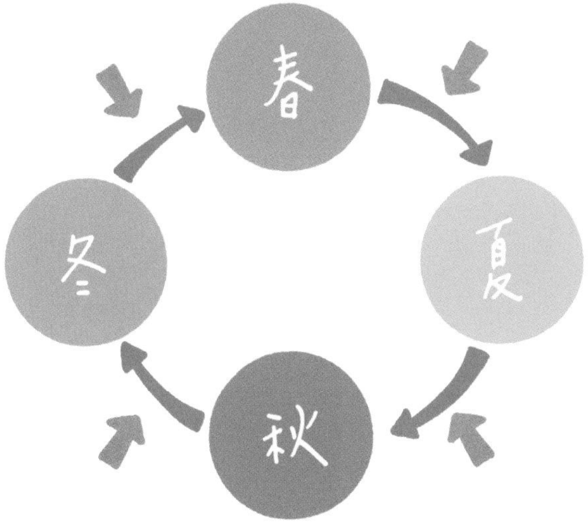

及早做好換季準備是舒眠的關鍵

連假期間盡情地玩，
最後兩天
再調整回平日模式

一到春節和清明長假時，很多人都會過度放縱而疏忽了睡眠。如果連休假期長到像去海外度假那般長時間的話，只要保留充裕的時間收心就好；但很多時候是不長不短的三四天連休，盡情放縱後就得馬上回到工作崗位，令人傷腦筋。

特別是年底結算期，一直到春節、元宵感受到春天緩慢的步調後，又要一鼓作氣加強馬力，所以在過完大型連假時，必須讓自己培養出非常好的狀態才行。

不過，很多人都希望大型連假可以盡量放縱玩耍，所以這次要來教大家**可以在大型連假時放縱玩、收假時確實恢復最佳狀態的舒眠技巧**。

首先，在大型連假的初期~中期，不管要怎麼熬夜、要睡多晚都沒關係。有些人在新年連假不只是睡眠模式亂七八糟，還會因爲暴飲暴食而平均變胖二、三公斤，但這種狀態維持到連假中期都還ＯＫ。

不過，**到了連假倒數第二天，就要開始準備**了。首先，將飲食恢復成原本的份量，然後動身打掃整個屋子，尤其要將寢室打掃乾淨，藉此向大腦和身體預告「休假差不多要結束了」。

這一天的起床時間要和平常上班日一樣，好好曬太陽。不過，這個時候的生理時鐘大概只恢復了一半，所以早晨會覺得很不舒服，但幸好此時還在放假中，就算身體不舒服，也能設法過完連假最後一天。雖然白天會很睏，但要是忍不住睡了午覺的話，就會前功盡棄了，所以要想辦法撐住。

最後的階段就在連假的最後一天。**在連假最後一天，要在平常上班日一樣的時間起床，而當天的晚餐要盡量少吃一些**。不吃晚餐的話，肚子太餓就會睡不著，因此建議吃平常的一半份量即可。空腹能讓生理時鐘比容易恢復原狀，所以要好好利用這個特性。

如此一來，睡魔就會在晚上還很早的時候猛烈來襲，這時直接泡澡然後就寢，隔天早上醒來，就能以舒適又清醒的狀態收假上班了。

在大型連假收假以前恢復舒眠的方法

❶在收假前兩天比照平常的時間早起，打掃寢室做準備。

❷即使身體不舒服，也要設法撐住不睡午覺，讓生理時鐘恢復。

❸最後一天的晚餐份量只要吃平常的一半。

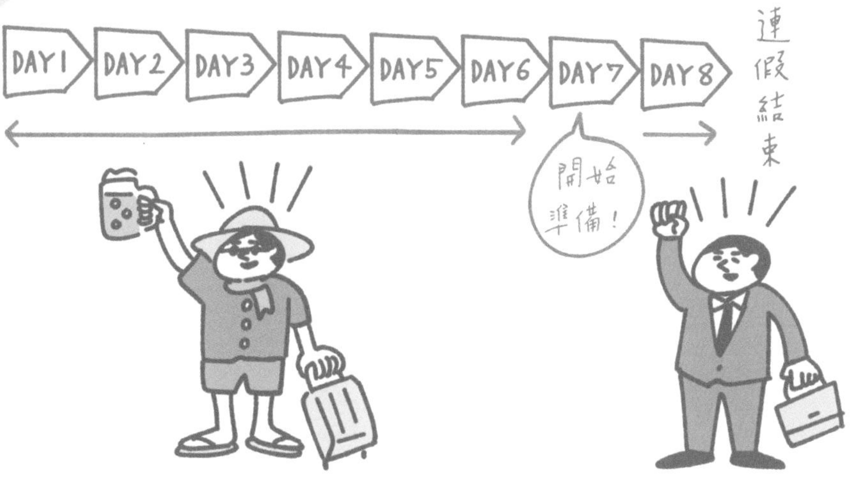

DAY1
DAY2
DAY3
DAY4
DAY5
DAY6
DAY7
DAY8
連假結束
開始準備！

遇到睡眠混亂的繁忙期，
要在忙完後
設定一個切換狀態的日子

如同運動選手有比賽旺季（連續多場重要賽事的下半季），商務人士也有繁忙期。很多商務人士在繁忙期睡眠會混亂，繁忙期結束後則有很長一段時間睡眠失調。

如果繁忙期短到只有兩個星期的話，即使這段期間睡眠混亂，通常事後也能自然恢復；但**繁忙期要是超過一個月，混亂的睡眠模式就會成為習慣，要恢復正常就很辛苦了**。

這裡就來談談在持續一個月以上的繁忙期中，如何獲得舒適的睡眠，以及如何恢復原本的睡眠模式。

首先，希望各位可以記住，**繁忙期會分泌較多腎上腺素，提高睡眠效率，所以即使睡眠時間比平常稍微少一點也不會受到影響。因此，不必在意睡眠時間縮短的問題**。

那麼，我想請各位先做的是在繁忙期結束時，安排一**趟讓自己完全恢復的活動或旅行計畫**。

科學來說，泡溫泉的恢復效果最好；去三溫暖和朋友去健行這類簡單的活動，效果也很夠。**有了這些活動，會比較容易從繁忙期恢復到原本的舒眠模式，所以要事先安排好切換狀態的日子。**

接下來，要努力提高繁忙期間平日的睡眠品質，盡量讓自己即使睡得比較少，也能恢復精力。繁忙期的週末比較沒有辦法放鬆，所以最好不要期望利用假日來補眠。此外，假日要是睡太多，就會陷入睡眠模式混亂的負面循環，因此要**「平日盡可能靠高品質的短時間睡眠來度過」「週末稍微睡多一點，多少彌補一下平日缺少的睡眠」**。

只要採取這個作法，一個月內就能維持身體狀況，睡眠也不會混亂，可以恢復原本的舒眠模式。不過，如果繁忙期長達數個月，建議每月安排一次**「超補償日」**，進行可以幫助自己在深度睡眠中熟睡的活動，像是去一趟三溫暖、到大自然裡放鬆、去做全身按摩等。

在繁忙期舒適好眠，人生就會改變

❶繁忙期會讓人處於興奮狀態，自然會睡得比較少。

❷只要平日擁有短時間的高品質睡眠，一整個月都能保持良好的狀態。

❸如果繁忙期會持續一個月以上，每個月要安排一次「超補償日」，進行可以幫助長時間深度睡眠的活動。

繁忙期要設定恢復精力的日子

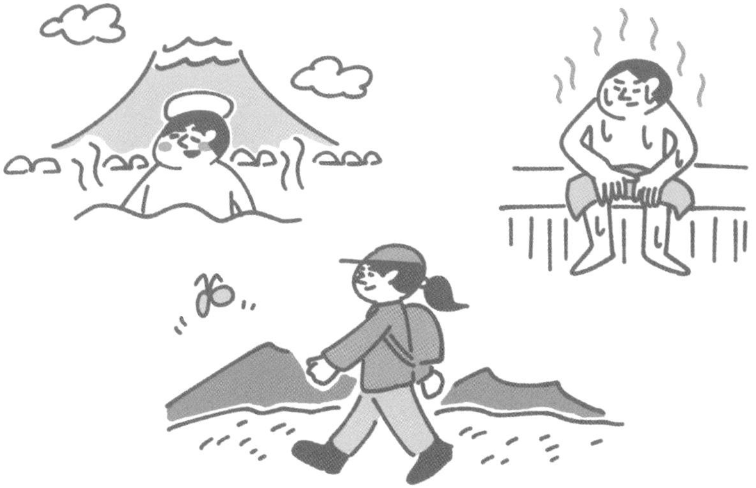

用一天彌補前一晚加班晚睡的方法

下班回家太晚，當然睡覺時間也會跟著變晚。如果在這種狀況下還要跟平常一樣，在同一個時間起床，隔天早上大多會很睏，就算用意志力起床了，一整天都會很想睡，工作效率也會下降。

不過，要是晚睡一個小時就晚起一小時的話，就寢時間和起床時間就會不斷往後延了。

這樣實在很傷腦筋。

有兩個方法，可以解決這種常見的狀況。

第一個方法，是「在回家的過程中逐漸進入睡眠模式」。

在回家的車上、從車站走回家途中切換成休息模式，逐漸提高副交感神經的作用。回到家以後，不要打開電燈，馬上進浴室泡澡。在不開燈的狀況下泡溫水澡（41℃以下），就能夠關閉身體的工作模式。如果你回家後已經超過晚上 11 點、沒有時間慢慢泡澡，改成淋浴也沒關係。

只要多花些心思，就可以稍微彌補延遲的睡眠時間，將以往會造成的誤差縮短到最小限度。如此一來，只要能在平常相同的時間就寢，隔天早上就能像平常一樣起床，可以照常上班。

如果做不到這個程度，也可以嘗試其他方法。

例如，比平常晚一個小時就寢的話，起床時間就往後順延一小時的一半、晚起半個小時就好。當然，這樣就必須比平常的早上更急著準備出門，可能也沒時間像平常一樣悠閒地喝咖啡，但這也是無可奈何的事。雖然睡得比平常要少，不過這種程度還不至於造成工作障礙，不需要擔心。

當這一天過完後，會比平常稍微早一點感受到睡意。這時要順著自己的睡意提早就寢，隔天早上就能在和平常一樣的時間清爽地起床了。

這個技巧真的非常實用，推薦給大家。

第7章

要隨年齡變換舒眠技巧

在長假前
將睡眠模式
從學生切換到社會人士

我的行業會注重輔導有明顯睡眠和壓力問題的上班族，一般而言，大多是從壓力指數最高的中階主管開始輔導。**但是，根據近來在企業內部做的睡眠和壓力程度調查，發現睡眠狀態最差的居然是二十多歲的人，而且是新進人員，所以從新人時期就開始接受輔導的人也不少。**

日本生產性本部[*1]每年針對兩百二十五家公司進行的心理健康調查，也顯示二十到二十九歲以外的高壓者比例並沒有太大變化，相較之下，**只有二十到二十九歲的人這幾年來的比例從超過一成快速增加到將近三成。**

實際訪問了新進人員以後，發現他們是因爲還無法從學生時期的睡眠模式成功切換過來，所以早上拖到最後一刻才起床、一整天都非常睏倦，有高度睡眠失調的人，平均超過了五成，而當中有八成以上的新人有睡眠失調。**姑且先不論好壞，原因出在於他們從新人時期就開始採取彈性的工作方式。**

過去的社會新鮮人提早到公司上班是理所當然的事，所以學生時期的睡眠模式可以順利過渡到社會人士的睡眠模式。

另一方面，我實際幫助新人改善睡眠時，發現他們學習技能的速度很快，對改善睡眠的好處也理解得比其他年齡層更清楚。所以，只要新人能夠掌握技巧，不需要太多的輔導也能成功改善睡眠，但問題就在於改善的時機。如果在五月黃金週*2以前改善睡眠，會比較容易成功，壓力指數也會大幅下降，**但要是以睡眠失調的高壓狀態進入黃金週，往往又會回到學生的睡眠模式，這麼一來改善睡眠的難度就會變高了。**

基本上，新人正處於活力充沛、精力十足的年紀，只要調整學生時期不規律的睡眠模式，就能大幅減少白天的睡意。不過基於上述的原因，建議社會新鮮人還是要盡量提早改善睡眠。

*1 從事經營管理的研究和教育，以提高全體社會勞動生產率爲目的的民營組織。

*2 四月底五月初，由多個國定假日連成長假。就跟臺灣清明節、兒童節等節日串成長假一樣。

改變學生時的睡眠模式 變成社會人士的睡眠模式

❶近幾年來，新進人員的壓力指數越來越高。

❷在畢業就職季，有越來越多新人還無法將睡眠模式改成社會人士的狀態。

❸最好能在連續長假以前改善睡眠。

學生與社會人士的就寢．起床時刻分布圖

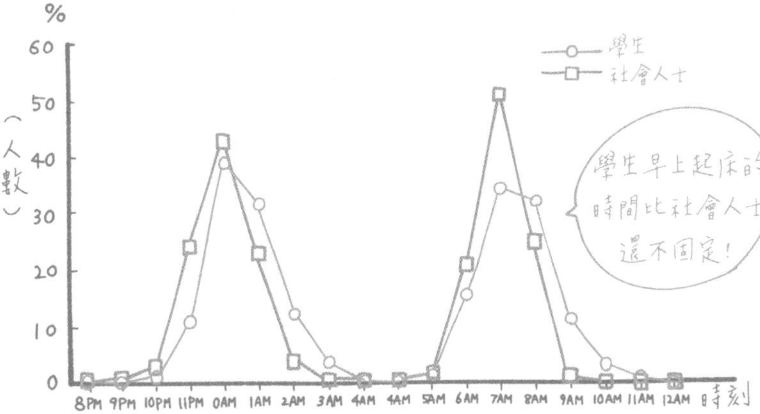

出處：收錄於關西學院大學「睡眠相關生活習慣調查」人文論究42號（1992）

二十多歲熬夜久睡很正常，要妥善活用片刻小睡

絕大多數人到了四十、五十歲以後，睡眠就會自動縮短，變成清晨型的人。

而且沒察覺到這個現象的人還不少，尤其是管理階層，當中有些人還誤以爲「我從以前到現在都是清晨型的人」。

因此，管理階層的人多半會建議二十多歲的商務人士要早起、從事晨間活動。我在二十多歲的時候也覺得晨間活動非常棒，但我希望各位能夠先記住一件事，那就是**二十多歲的人平均比五十多歲的人需要多兩小時左右的睡眠，而且二十多歲的睡眠模式基本上是夜晚型，所以二十多歲的晨間活動比四十多歲要辛苦好幾倍**。

二十多歲的人通常會想要兼顧工作與私生活，因此無論如何都會傾向於節省睡眠時間。由於年紀還很輕，所以減少一點睡眠時間，也不太需要擔心罹患疾病之類的風險；但就算還年輕，發生意外的風險和工作產能下降的風險仍會因而提高。

最近很多年輕人會喝提神飲料這類高咖啡因的飲品來趕走睡意，然而，**咖啡因其實對年輕人沒什麼效用，而且發揮效果的時間很短；年紀越大，咖啡因的提神效果才會越高。**

既然如此，那二十多歲的人該採取什麼樣的睡眠對策才好？

那就是**「小睡片刻」**。雖然咖啡因對二十多歲的人效果不好，但是「小睡片刻」的恢復效果卻比其他年齡層要大很多。所以，**建議二十多歲的人一天內要多多小睡幾次。**就算真的睡不著，只要閉目養神五分鐘、戴上眼罩休息，睡意也會大幅減緩。

不過，**有一點要注意。片刻的小睡一不小心就會進入深度睡眠，變成超過一小時的午睡。**很多二十多歲的人一旦小睡超過二十分鐘，就會進入熟睡狀態，所以一定要真正做到五分鐘到十分鐘、少量多次的小睡。保險起見，建議各位可以先設定好手機或鬧鐘的震動提示再小睡。

二十多歲熬夜久睡很正常

❶二十多歲基本上需要更多睡眠時間，而且屬於夜晚型，不適合晨間活動。

❷二十多歲的睡眠對策，小睡片刻的效果更勝於攝取咖啡因。

❸小睡容易變成熟睡，所以要以五～十分鐘的程度少量多次小睡。

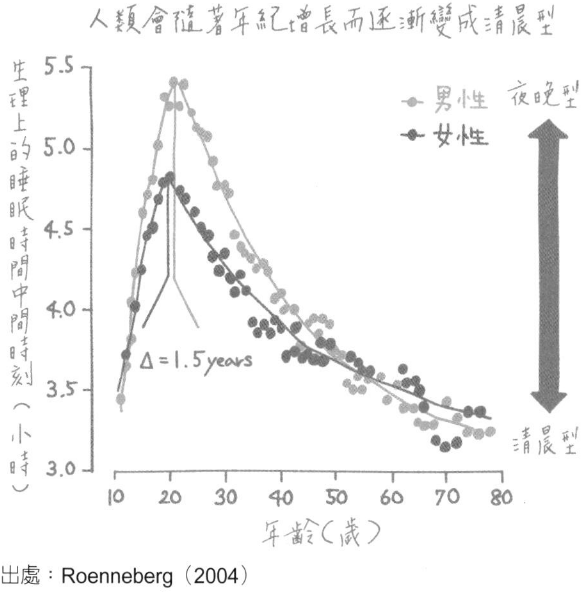

出處：Roenneberg（2004）

結婚後和伴侶商量彼此的最佳室溫

絕大多數人多少都會發現、卻又幾乎沒有處理的問題，就是調整男性和女性睡眠時的最佳室溫。尤其是夏天的冷氣設定溫度，不論在哪一個家庭，應該都很煩惱，不曉得該設定哪一個溫度才對夫妻彼此都好。

依照各種調查和問卷的結果，**睡眠時的最佳室溫（設定溫度），男女的平均值有攝氏三度的差距。**

基本上，男性感覺到最舒適的溫度比女性要低。

所以，在夏天或冬天、進入開冷氣或暖氣的時期以前，夫妻雙方必須先商量好幾度是最適合入睡的溫度。

剛才提到男女覺得舒適的室溫平均有三度的差距，一般來說，只有三度的話，可以用棉被來調節。但要是超過三度以上，光靠棉被調節，可能會讓其中一方覺得太熱或太冷而無法舒眠。

所以，如果雙方商量後發現彼此覺得最舒適的室溫差距太大，或許也可以考慮在差距較大的時期分房睡。

順便一提，夏天需要降低室溫時，還有一招就是「**電風扇**」。即使不開冷氣，電風扇的「弱風」也能促進深度睡眠。不喜歡開冷氣但又不耐熱的人，建議一定要用電風扇。而且，電風扇通常是解決夫妻體感溫度差距的妙招。作法是將冷氣設定爲最適合女性的溫度，再加開電風扇只吹男性。如此一來，不論兩人的舒適溫度差距再大，男女雙方都能在同一個房間裡舒適好眠。

還有，強烈建議選用直流馬達的電風扇。原因是這種電扇非常安靜，可以防止因爲電風扇的風聲太吵，而降低睡眠品質。

除此之外，直流馬達的電風扇大多能夠模擬自然風，就像是在高原上或樹蔭下吹到的自然風那樣舒適宜人。

解決男女的最佳溫度差距

❶男性和女性感受到的最佳睡眠室溫平均有攝氏三度的差距。

❷若差距在三度以下，可以用棉被來調節；如果超過三度，也可以考慮分房睡。

❸很多人在夏天除了冷氣以外，也會加開電風扇來輔助。

Q 你是否曾經和伴侶因為體感溫度差距或空調設定溫度而吵架？（單數回答　N=371）

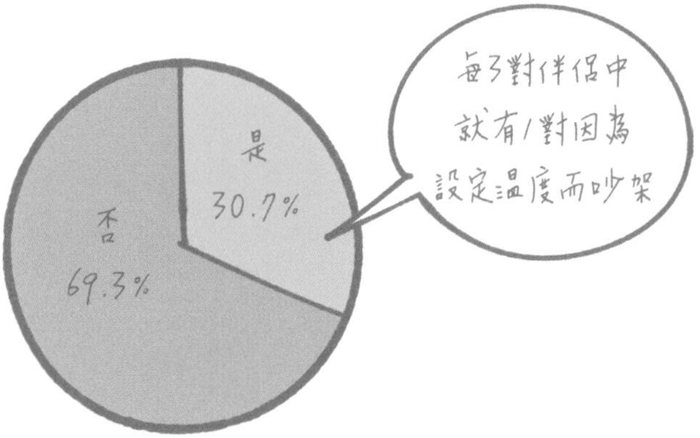
是
30.7%
否
69.3%
每3對伴侶中
就有1對因為
設定溫度而吵架

出處：Shop Japan「Kokohie水冷扇」調查

結婚以後
也不要
共睡一張床

各位是否聽過「夫妻同心」這個說法呢？

實際上結爲夫妻以後，飲食的偏好和份量似乎就會變得很像。**但是調查卻發現，睡眠模式和最佳睡眠時間並不會因爲長年相伴而變得相似**。

如果夫妻雙方的睡眠模式有很大的歧異，最好還是分床（床墊）睡，彼此才都能舒適好眠。如果睡在同一張床上，當其中一人已經入睡時，另一人在不同的時間上下床，就會導致睡眠品質下降。

如果是因爲沒有多餘的房間，或是覺得分房睡覺很寂寞（事實上分房睡的確會提高離婚率），而睡在同一個房間的話，建議可以**分床睡**。

調查顯示夫妻睡在同一張床時，有八成以上都是選擇小型雙人床或標準雙人床。但這個尺寸的床鋪睡眠滿意度很低，如果要一起睡，就需要加大雙人床（Queen size）或特大雙人床（King size）。**解決這個問題的方法，就是「兩張單人床」**。**一人睡一張單人床，睡眠滿意度就會大幅提高**。

舉臺灣製造的床墊規格來說，單人床的寬度有九一公分和一〇五公分兩種，標準雙人床的寬度是一五二公分，而加大和特大雙人床的寬度都是一八二公分，等於是兩張小型單人床合併。由此可知兩人共睡標準雙人床很容易會撞到身體，翻身時床墊的震動也很容易傳出去。爲了兩人共睡一張床都能好眠，建議選加大尺寸較容易睡得好。

順便一提，睡同一張床的夫妻當中，有七成的男性並沒有不滿意，但是卻有七成的女性感到不滿。主要是因爲男性的鼾聲和睡相會造成壓力的緣故。如果雙方是在同一時間就寢，女性商務人士準備上班所需的時間比較長，所以起床時間會提早，睡眠時間往往比男性還少。

雖然男性本身並沒有特別不滿，但可以從女性平常可能都在忍耐的觀點切入去詢問男性。實際上，絕大多數人在分床睡的狀況下，入睡時間都會提早，深度睡眠也會增加。

為了舒適好眠而「在婚後分床睡」

❶即使兩人結了婚，睡眠模式和需要的睡眠時間永遠都不會一樣。

❷其實，標準雙人床的尺寸只有較大單人床的一．四倍。

❸夫妻同房時，只要分床睡，彼此的睡眠品質也能提升。

你理想中的夫妻寢室型態是哪一種？

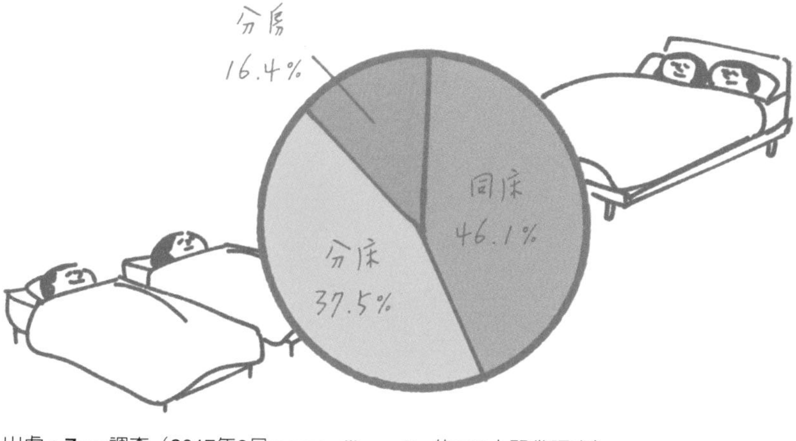

出處：Zexy調查（2017年8月macromill monitor的100人問卷調查）

有了孩子以後，千萬不要一家人排成「川字」睡

以前的人在生了寶寶以後，不只是媽媽，通常連爸爸都會睡眠不足。但是近年來，婦產科等機構都會在媽媽生小孩以前，先教導她們避免睡眠不足的對策，所以我在輔導時已經很少聽到新手父母睡眠不足的例子了。

小孩度過幼兒期、直到可以獨自一人入睡，是一段很漫長的時期。在這段時期是否能夠舒適入睡，對商務人士來說很重要。然而實際上，幾乎所有家庭都沒有做到親子的舒眠對策。

基本上，希望各位可以先記住，如果親子一同就寢，男性的睡眠品質通常會特別容易下降。而且，如果在生孩子以後睡眠品質下降，男性荷爾蒙也會跟著減少。

雖然狀況會因職業而異，不過男性要是睪酮減少，工作績效就會下降。儘管大家都覺得生了小孩之後，個性會變得比較穩重，但實際上這很有可能是因爲荷爾蒙減少的關係。

某種程度的穩重或許是件好事，但若是荷爾蒙下降到會造成工作積極度低落的話，那問題就大了。

因此，我要來告訴大家我在輔導過程中實際採用過的，讓全家人都開心的親子舒眠術。**首先可以簡單做到的，就是只要把父母夾在孩子兩邊的「川字」排序，改成「小孩─母親─父親」，父親的睡眠品質就會大幅提升。**

接著，在母親和孩子中間放一個**抱枕**，母親的睡眠品質也會上升許多。一般的抱枕價格都稍高，自己縫製或是買生活百貨裡的小抱枕來代替，效果也很好。

只要每個人各自蓋一條棉被，深度睡眠的時間也會大幅增加。最理想的作法是每個人都有自己專用的床墊和棉被，如果實在做不到，只分專用的棉被也沒關係。即使睡在同一個房間，只要分成各蓋各的棉被，也能同時訓練小孩獨自入睡。

「親子川字睡」無法舒適好眠

❶從嬰兒時期直到幼童可以獨自入睡，這段時期的對策很重要。

❷親子陪幼兒睡覺時，男性比女性更容易受到影響。

❸只要改變睡覺的排列順序、棉被分開，睡眠就會顯著改善。

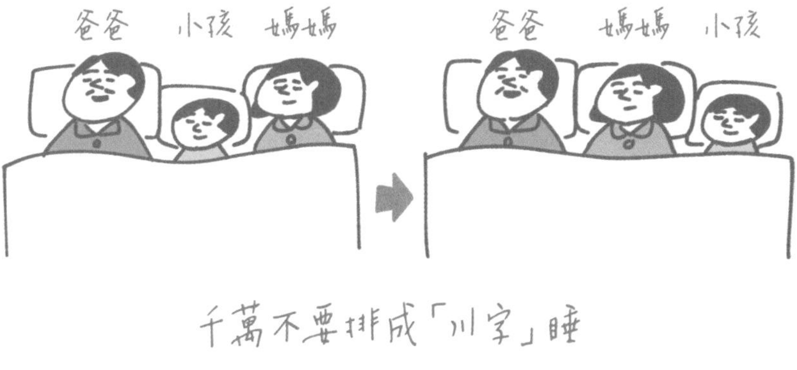
爸爸
小孩
媽媽
爸爸
媽媽
小孩
千萬不要排成「川字」睡

睡衣要依年齡更換材質

近年已經有越來越多人知道，睡衣比家居服更能提高睡眠品質，詢問「哪一種睡衣比較好？」的人也變多了。

不僅限於睡衣，選擇睡覺該穿的衣服時，考慮性別和體質也很重要。不過，**根據我目前接觸過的大多數客戶，我認爲選擇穿什麼衣服睡覺，最關鍵的因素是「年齡」**。

大致來說，皮膚分泌的油脂會隨著年齡而減少。而且，隨著年齡增長，會越來越不容易進入深度睡眠。考慮到這兩點，年輕時還不必那麼在意，但是**當年紀越來越大以後，最好還是要花心思挑選睡衣的材質**。

除了有失眠困擾的人以外，十幾歲到二十幾歲的人基本上不管穿什麼，睡眠品質都不會下降。我在〈第1章〉的專欄（參照060頁）提過，甚至有研究報告指出年輕人即使睡在地板上，疲勞程度也幾乎沒有變。

但是，過了三十歲以後，皮膚分泌的油脂會減少，深度睡眠也會減少，因此有必要多注意一下。**到了這個年紀，化學纖維製的睡衣和家居服導致睡**

眠品質下降的可能性很高。但也不必選擇太昂貴的睡衣，我最推薦的還是「**純棉**」材質。像優衣庫和無印良品這類服飾店都推出很多價格實惠、種類豐富的睡衣。將睡覺穿的衣服從家居服換成睡衣的三十多歲人士當中，有九成的人都覺得「睡眠品質變好了」。

至於四十歲以上的人，我推薦選擇**更高品質的純棉或是有機棉這類更能放鬆的材質**。人一到了這個年紀，如果不是穿親膚材質的睡衣，睡眠時的摩擦觸感就會降低睡眠品質。

最後推薦的，是**最佳的睡衣材質「蠶絲」**。雖然蠶絲的價格非常昂貴，但它是由接近皮膚的蛋白質構成，親膚性最好，另外在吸水性、保暖性等方面也都是屬於頂級，請大家一定要試試看。

依照年齡更換睡衣

❶睡衣比家居服更能獲得舒適好眠。

❷在二十多歲以前的年輕時期，即使隨便穿也不會降低睡眠品質。

❸皮膚的油脂分泌會隨著年齡增長而減少，所以需要換成親膚材質的睡衣。

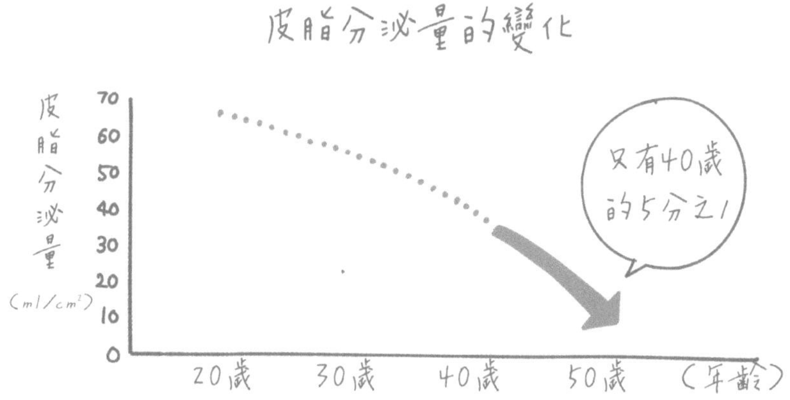

出處：樂敦製藥調查

「打鼾」的原因百百種，
但都會降低睡眠品質

有越來越多年輕時不會打鼾的人，從三十五歲開始就表示「最近我打鼾的聲音變大了」。一個人生活的話很難察覺，但要是與家人一起住，即便只是隔壁房間，鼾聲也能聽得很清楚，所以各位不妨向同居的家人詢問自己是否會打鼾。

鼾聲的大小和睡眠品質有很密切的關係。因爲鼾聲變大的主要原因，在於呼吸道因爲某些因素而變窄、堵塞，被迫發出聲音。張嘴呼吸比用鼻子呼吸還要辛苦，所以不容易進入深度睡眠。此外，因爲呼吸的負擔變大，所以會暫停呼吸（嚴重者會變成睡眠呼吸中止症），造成體內缺氧的可怕狀況。

鼾聲變大的最大原因，是「體重增加，導致呼吸道不暢通」，不過也可能是因爲老化導致舌頭過度下垂、堵塞呼吸道。

身材削瘦的人也會有這種情形，雖然有些人會說「我很瘦，所以不會打呼」，但是請各位要記住，打鼾的原因並不是只有肥胖而已。

不論打鼾的原因是什麼，都有方法可以應對，必須先調查清楚自己的打鼾程度，以及是否有呼吸中止的症狀。

在家自行檢測的方法包含**「簡易PSG檢查」**，這是自費向醫院或相關治療機構借用監測儀器來檢測的方法（費用可洽各大睡眠檢測中心，有些醫院也有這項服務）。

或許有些人會覺得沒必要一開始就這麼大費周章，那可以建議這些人使用**免費手機應用程式「SnoreLab 鼾聲分析器」**。不過這並不是醫療器材，不能太過相信檢測的結果，但當作是衡量基準也夠了。

鼾聲分析器裡的「鼾聲指數」要是超過四十，就屬於「鼾聲很大」；超過一百就屬於「非常大」，此時就需要採取因應措施了。

當鼾聲變大時，就要調查清楚

❶三十五歲以後，每個人的鼾聲都會越來越大。

❷鼾聲變大的最大主因是肥胖，但老化也會導致鼾聲變大。

❸建議使用免費的手機應用程式「SnoreLab鼾聲分析器」。

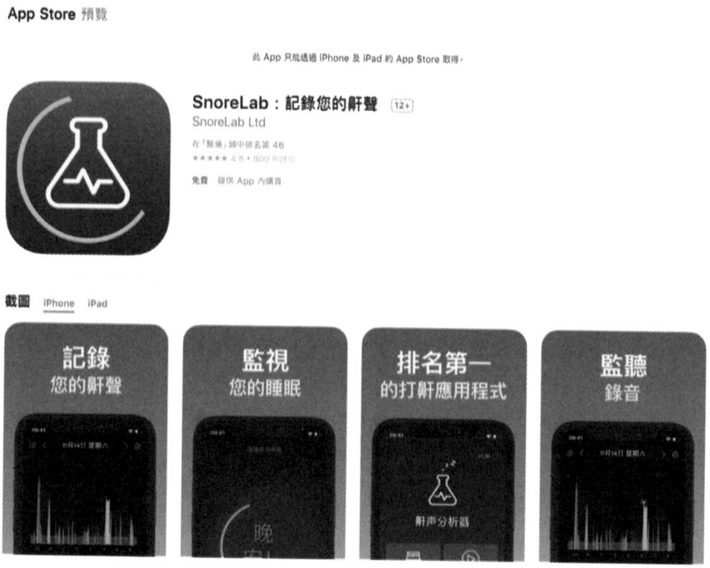

「災厄之年」會使睡眠品質突然下降，要提前做好準備

學了各種關於身體的知識，我就越佩服「災厄之年時要注意健康狀況」這個習俗是眞的其來有自。**雖然每個人的狀況都不一樣，但大多數人到了災厄之年的年齡後，各種荷爾蒙的分泌就會快速下降，即使過著和以往一樣的生活，體內卻生成了更多自由基。**

如果把身體比喻成一座工廠，那就像是工廠建築和裡面的機器一到了那個時期就突然退化一樣。尤其是在大災厄年（男性爲四十二歲、女性爲三十三歲左右），身體的衰退會特別嚴重，必須重新評估生活方式。

當然睡眠也不例外，到了這個時期，有睡眠荷爾蒙之稱的褪黑激素分泌量會減少一半，對睡眠的影響很大。

過去不曾遇過「睡不著」「睡很久卻還是很累」這類睡眠障礙的人，也會從這個時期開始感受到「睡眠品質好像變差了」。但是，人類是很容易習慣的生物，要是漸漸習慣這種不對勁的感覺，就會錯失改善睡眠的大好良機。

只要事先建立起「雖然去安太歲就好了，但也要多注意一下睡眠和飲食」的觀念，等到臨災厄之年時就能妥善因應了。

那麼，在災厄之年時該注意什麼，才能避免睡眠品質變差呢？**由於在這個時期各種荷爾蒙都會迅速減少，所以我最推薦商務人士「多運動」**。在這個時期，很多商務人士不論公私都有很多事務在身，很容易缺乏運動。

但是，**缺乏運動會導致荷爾蒙分泌得更少。**

爲了讓荷爾蒙保持在隨著年齡下降的程度，厚生勞動省建議每天至少要走六千步。而且爲了延緩老化，最理想的是走八千步以上。只要在這個時期習慣每天走某種程度的步數，「深層睡眠」的時間就不會減少太多，請各位一定要確保每天行走的步數。

接著是飲食調整。這時消化功能會下降，晚上吃重口味的食物會拉低睡眠品質。晚餐吃清淡一點、減少份量，就能舒適好眠。

災厄之年時的睡眠對策

❶災厄之年時，睡眠荷爾蒙的褪黑激素分泌量會減半。

❷走路是最好的對策，每天至少走六千步，最好能走八千步以上。

❸消化功能也會下降，所以只要注意調整一下晚餐，睡眠品質就不易下降。

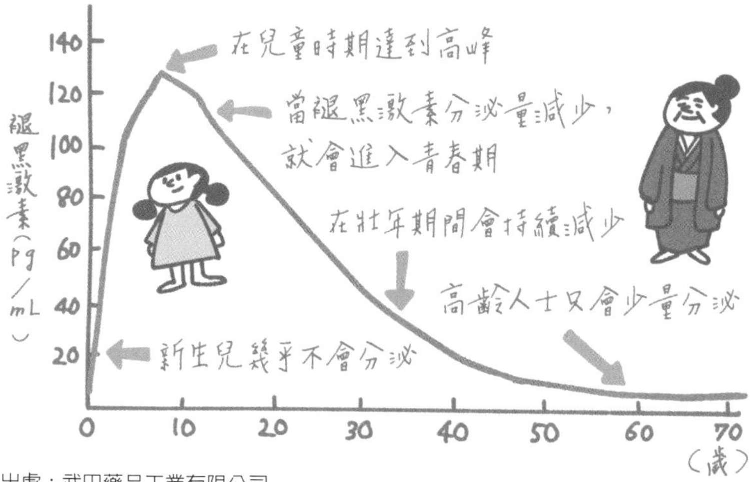

出處：武田藥品工業有限公司

年過五十
就要採取
「夜晚如廁措施」

前陣子，我在書店裡看到一本書叫作《一覺到天亮！半夜不起床上廁所的方法》。

我有點驚訝「光是半夜起床上廁所就能寫成一本書嗎？」不過仔細一想，五十歲以上的商務人士的確有不小的比例來諮詢這個問題。

根據日本排尿機能學會調查，實際上五十多歲的人當中，每五人就有一人半夜需要上兩次以上的廁所、有夜間頻尿的困擾，而六十多歲是每五人有兩人，七十多歲每五人有三人，八十歲以後每五人有四人以上（八三．九%），可見**現狀是幾乎所有人在八十歲以後都會出現夜間頻尿**。

可能很多人都不知道，日本國內的調查結果指出，半夜上兩次以上廁所**的夜間頻尿，死亡率是只上一次以下的同齡人士的約兩倍（一．九八倍）**。當然，半夜醒來就代表睡眠很淺，對睡眠的恢復效果和早上醒來的狀態都會有不良影響。

那該怎麼做才能預防夜間頻尿呢？

我希望各位首先要記住，最重要的是「**溫暖身體**」。

人的體溫會隨著老化而下降，體溫一下降，上廁所的次數就會增加。產業醫科大學和北九州市立大學歷時五年的研究，結果顯示寒冬的室溫只要上升攝氏二．五度，夜間頻尿的機率就會減少四〇％。除了調節室溫以外，爲腹部保暖也很有效果。

下一個對策是「**睡前減少攝取水分**」。即便不是高齡人士，也要注意這一點，五十歲以後則要格外留意。有資料指出，到了這個年紀，酒精和咖啡因殘留在體內的時間會加倍，所以必須特別當心。

最後一點是「**減少鹽分攝取**」。吃得太鹹，就會讓人不小心喝太多水。日本的〈夜間頻尿診療指南〉當中寫道，一天的鹽分攝取量只要超過九．二公克，頻尿風險就會上升，所以最好控制在這個範圍以內。

很多人都實際透過這些對策，大幅減少了半夜上廁所的次數。

年過五十就要開始的「夜晚如廁措施」

❶五十歲以後，每五人就有一人半夜會上廁所兩次以上。

❷夜間頻尿不僅會降低睡眠品質，死亡風險也會變成兩倍。

❸如果「溫暖身體」「減少水分」「減少鹽分」都無效，務必就醫。

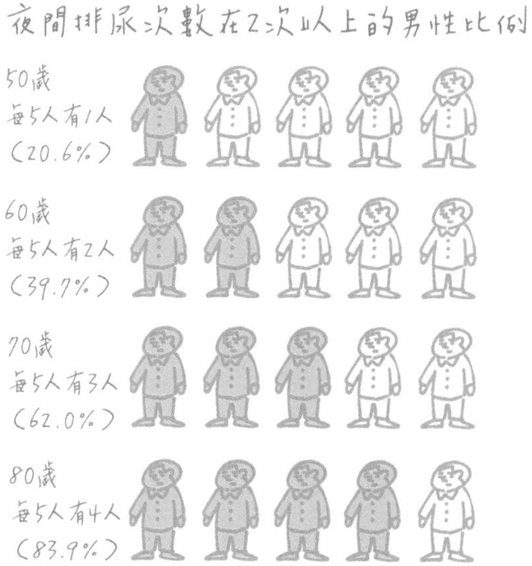

出處：平澤精一《一覺到天亮！半夜不起床上廁所的方法》

五十歲以後
會漸漸難以入睡，
必須培養「熬夜力」

對有些人來說這可能是很久以後的事，不過人生過得很快，事先了解五十歲以後的睡眠變化並不會吃虧。

年過五十以後，褪黑激素分泌會減少，深度睡眠的時間會縮短。

明明年輕時隨時隨地都可以睡著，但是上了年紀以後，**需要的睡眠時間會逐漸縮短成六個小時**左右（平均值）。光是從這一點來看，或許有人會想不如拉長活動時間、盡情享受人生就好了，但實際上又並非如此。

因爲體力會下降，變得起不了床，躺在床上的時間會拉長。總之，年輕時有很多想要做的事、有充足的體力，卻又需要很多時間睡覺，所以常常處於睡眠不足的狀態，而到了五十歲以後就會變成完全相反的「**睡眠過剩狀態**」。

四十歲以下的人或許根本無法想像這種事。

而且，只要進入睡眠過剩狀態、被迫睡得很久，深度睡眠就會迅速縮短，導致原本就已經很長的淺層睡眠變得更長，陷入「**負的睡眠過剩循**

環」，於是晚上變成令人害怕的時刻。這聽起來很像在開玩笑，但這是絕大多數人未來的必經之路，所以事先記住會非常有用。

那麼，該怎麼應對這種狀況呢？

答案就是**「培養起床力，努力減少躺在床上的時間」**。很多人一旦老化，會在晚上九點、十點就上床睡覺。如此一來，即便是最佳的睡眠狀態，也會在清晨四點就已經睡飽了。然而，要從那個時間開始活動實在很難，所以至少撐到晚上十一點左右再就寢，就能維持在稍微早起的程度、舒適地度過每一天。

五十歲以後熬夜需要體力，所以需要比走路更強的訓練。但是**換成樂觀的角度思考，五十歲以後的自由時間會比以前多，等於是可以盡情做自己想做的事**。實際上也有很多五十歲以上的商務人士，都是用這種心態投入工作以外的事情。

五十歲以後的睡眠定律

❶五十歲以後不必睡那麼多，躺在床上的時間卻變長，導致睡眠過剩。

❷一旦睡眠過剩，睡眠就會變得更淺，進入惡性循環。

❸提高「熬夜力」，五十歲以後應該盡量做自己喜歡的事。

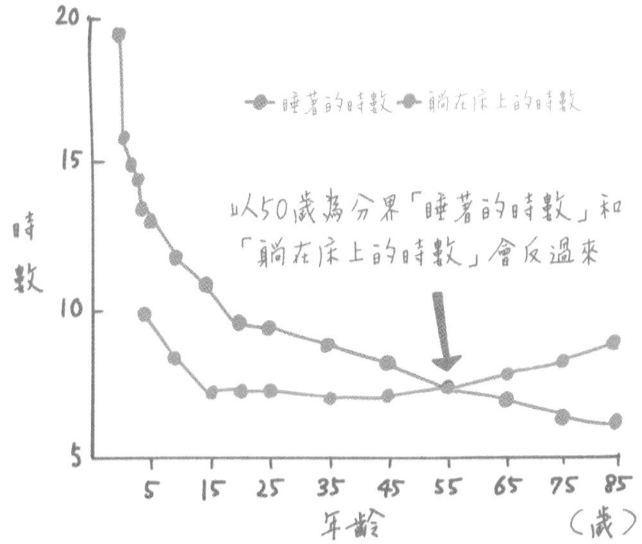

出處：遠藤拓郎《75歲以前要學會的高齡者睡眠習慣》

多人共寢時，要小心二氧化碳過高

在疫情的影響下，有越來越多店家和辦公室開始測量室內的二氧化碳濃度。國外很多公司本來就會測量二氧化碳濃度，因為一旦辦公室裡的二氧化碳濃度上升，工作產能就會下降，員工身體狀況也容易變差。

實際上，要是在空氣不流通的地方聚集太多人，二氧化碳濃度就會馬上超過日本厚生勞動省的標準值 1500ppm（臺灣環保署規定室內空氣品質標準，8 小時平均值、二氧化碳濃度不超過 1000ppm）；不過在一般家庭裡，只要不是太誇張的話就不會超標。然而，如果全家有很多人在密閉寢室裡一起睡覺，通常就會稍微超標了，就算是只有兩個人睡在四坪的房間裡，也可能會超過 4000ppm。

很多論文報告指出，在高濃度的二氧化碳環境下，會導致睡眠品質下降，或是隔天的專注力下降。

不過，根據季節的變化，打開窗戶可能會太熱或太冷，況且如果有噪音傳進來的話，噪音也會降低睡眠品質。

如果是全家人睡在小房間裡，建議要用儀器測量屋內的二氧化碳濃度，為全家人的健康著想，花點錢購買二氧化碳濃度計很值得。更重要的，要先想好實際利用二氧化碳濃度計測量出 2500ppm 以上的數字時，要如何因應。

順便一提，空調除了少數高級機種以外，都只是讓室內的空氣循環而已，並不會降低二氧化碳濃度（空氣清淨機也一樣）。

效果最好的作法，是在就寢前開窗通風，降低二氧化碳濃度。光是這樣做的效果就很好了。如果戶外噪音不是很大的話，之後仍要稍微開一點窗。若家裡有靜音運轉的換氣扇或 24 小時運轉的空調，一定要好好利用。尤其是早上起床會偏頭痛的人，如果是很多人一起睡在空氣不流通的小房間裡，可能就是因為二氧化碳過多才引發偏頭痛，建議可以測量濃度看看。

結語

取得能夠解決人生所有「睡眠煩惱」的《快眠地圖》吧！

我現在從事舒眠輔導的工作，但我以前其實是患有與舒眠截然相反的「失眠」「嚴重睡眠不足」「睡眠呼吸中止症」的工作狂。

在當上班族時爲了升遷，擺脫上班族身分後又爲了讓事業步上軌道，總是夜以繼日地拚命，不知不覺就忽略了「睡眠」，絲毫不曾考慮過「舒眠」這件事。

尤其是在我雇用了員工以後，操心的程度又更上一層樓，就算上床睡覺也是憂心忡忡，睡著後還常惡夢連連，所以才想要盡可能地縮短睡眠時間。

在這段時期，都是因爲這樣而盡量睡得少一點。

由於我是用這種狀態一路努力過來，所以業務才會蒸蒸日上，但我卻一點也不覺得幸福和安心。而且老實說，我和員工、生意夥伴之間的溝通並不順利。

我自認是個公私分明的工作狂，只要有工作就覺得幸福了，但我也強烈地感覺到，如果我能和周遭的人一起妥善共事、創造更好的工作成果，那該有多幸福啊。到底該怎麼改善才能達到這個程度呢……我在一番思索調查過後，發現**答案就是「舒眠」**。

我爲了能夠舒適好眠，而閱讀了許多睡眠相關的書籍，也去參加課程和講座，還花了半年的時間取得睡眠改善的高級技師資格。

最後，我靠自己克服了失眠，睡眠呼吸中止症也在不使用CPAP（陽壓呼吸器）的情況下改善到輕微的程度了。

雖然如今的我已經改善到可以很有自信地說「我睡得很好」的程度，但是剛開始我的睡眠遲遲未能改善。

這是爲什麼呢？

儘管我出了《快眠地圖》這本睡眠技巧工具書，但其實光靠技巧並不能得到舒眠。當然，在剛起步時學會知識和技巧還是很重要，可以幫助改善。

但是，更重要的是當睡眠改善到某種程度後，會開始出現「總覺得上班時的狀態跟以前完全不同」「早上起床神清氣爽，晚上可以一閉眼就入睡，眞的很棒」等感受，發自內心認為「舒眠有益人生」、改變舒眠在自己心中的意義。

睡眠狀況不好的人，內心深處應該都隱約覺得「睡覺是浪費時間」。這次，如果各位在嘗試本書介紹的舒眠技巧後，能夠體會到「舒眠眞好」的話，那一定要改變自己對睡眠的印象。

雖然我這樣說有點自賣自誇，但舒眠眞的很不錯。

其實我有個睡眠教練，她就是我現在的公司代表 SATOU 未來小姐。SATOU 小姐教會了我舒眠的重要性，還有實用的技巧，我眞的非常感謝她。

另外，這本書也是因爲有編輯寺崎翼的創意和協助才能完成。還有爲我和編輯牽線、百忙之中一起出主意的藤田明夏，這次幫我整理龐大資料的助理甲斐，總是能夠從大量論文當中選出最佳參考資料的東大實習生高橋，我由衷地感謝他們。

此外，我也要感謝能夠精準抓住我的想法、畫出五十多張亮眼插圖的插畫師高栁浩太郎，以及幫忙編排成優美書籍的設計事務所 tobufune 的全體員工。

如果你因爲這本《快眠地圖》而變得舒適好眠，希望你一定要推薦給周遭的人。這本書爲了讓讀者方便放在身邊、隨手就能翻閱，在配色、插圖、文字大小和字型、書籍尺寸、紙質上都十分講究（文字也特地放大，讓容易失眠的疲勞讀者也能輕易閱讀）。這本書是寺崎編輯爲了讓讀者看完以後「想把書送給需要的人」「想把書一直放在身邊隨手翻閱」，用心製作而成。

我誠心期盼這本書能夠爲你和你身邊親友的舒眠生活盡一分力。

附錄

特別獻給本書讀者的珍貴資料

各界高績效人才親身實踐
引出最佳潛能的7大舒眠技巧

超一流的商務人士都能充分理解「睡眠的價值」。每日深深熟睡，就能消除當天的身心疲勞，將白天的個人表現發揮到最大限度。

這裡專為實踐了這本《快眠地圖》裡介紹的技巧、眞正獲得舒適好眠的讀者，傳授頂尖菁英在競爭激烈的商務場合中精挑細選、深藏不露的舒眠技巧，內容包括：

1 海外出差要趁著搭飛機時調整時差
2 活用電子裝置的功能，在自己睡眠較淺的時刻喚醒自己
3 借助他人的力量，活用能讓自己輕鬆養成新睡眠習慣的應用程式
4 活用可以促進深度睡眠的最新產品
5 活用可以消除惱人疲勞的睡眠休養衣
6 活用有助於迅速恢復活力的高功能眼罩
7 訂製符合自己睡眠特性的專屬芳香精油

舒眠技巧 1

海外出差要趁著搭飛機時調整時差

基本上，調整生理時鐘至少需要兩個星期的時間。

由於忙碌的商務人士可能會在短期內頻繁出國，需要具備讓生理時鐘配

合當地時間的技巧。而且，只要能在飛行途中實踐這個技巧，那就無敵了。

所以，建議各位實踐下列三個技巧。

①出發前先將時鐘調整成當地時間

把自己平常會看的時鐘提早調成當地時間，體內的荷爾蒙分泌就會開始逐漸移向當地時間。最好在出發前一天做。

②不吃飛機餐

飛機餐是航空公司爲了方便機艙內運作而設定的時段，基本上不需要跟著配合。生理時鐘在空腹時會比較容易轉換，所以不吃或是只吃少量是基本原則。

③不要配合機艙內的就寢時間，盡可能保持清醒

和飛機餐一樣，機艙內的就寢時間也是航空公司的運作設定，和時差的調整沒有關係。即使機艙內進入就寢時間，只要當地時間仍處於活動時段，最好不要跟著就寢。

舒眠技巧2

活用電子裝置的功能，在自己睡眠較淺的時刻喚醒自己

這本《快眠地圖》也提過，人的睡眠有波動。不論是起床狀態再怎麼惡劣的人，只要還有非快速動眼睡眠與快速動眼睡眠的分別，就有可能神清氣爽地起床。可以應用於舒眠的電子產品，在幾年前還只有精準度很低又昂貴的裝置，不過近年的產品價格低廉，精準度也提升了，實用性越來越高。

①睡眠分析腕錶（智慧手錶／手環）

②Sleep Cycle：智慧鬧鐘（付費版）

③AUTOSLEEP APPLE WATCH專用睡眠監測軟體

舒眠技巧3

借助他人的力量，活用能讓自己輕鬆養成新睡眠習慣的應用程式

追根究底，要提高睡眠的品質，改變「環境」也很重要，但最重要的還是改變「習慣」。如果是無法只靠自己改變習慣的人，建議可以借助「他人的力量」。

最好的作法是請一位睡眠教練，但活用應用程式「minchalle」也是一個選項。

①先下載免費版（僅支援日語、英語）

②高級會員（付費版）會更強

舒眠技巧4

活用可以促進深度睡眠的最新產品

這裡介紹的產品會播放促進深度睡眠的音樂或電波、讓睡眠變得更深，可以延長深度睡眠時間。最近值得信賴的廠商也加入產品研發，參考資料也越來越多，可信度已大大提升。

不過，實際感受到效果的人很少，建議有興趣的人再嘗試。

①深度睡眠頭帶

SmartSleep 深度睡眠頭帶 HH1610/02

②ＥＭＳ微電流止鼾器

ＥＭＳ微電流止鼾器

睡眠計 VVFLY ELECTRONICS SC-05

③AYO抗時差改善睡眠眼鏡

用「光」的力量調整混亂的生理時鐘

AYO AYO02 白／藍

舒眠技巧5

活用可以消除惱人疲勞的睡眠休養衣

爲了舒適好眠，穿「睡衣」睡覺，遠比穿家居服和運動服更好。此外，還有加強消除疲勞的效果的「睡眠休養衣」。

不過，在我的輔導現場，「男性」「肌肉發達」的人穿休養衣比較容易感受到效果，其他也有不少人認爲還是穿睡衣比較好睡。

※由於失敗風險很高，建議善加利用「試用期」和「二手衣」。

①BAKUNE

②VENEX

③Under Armour

舒眠技巧6

活用有助於迅速恢復活力的高功能眼罩

忙碌的高績效人士，需要可以在短時間內恢復活力的高效小睡技巧。而能夠更進一步提升高效小睡效果的就是眼罩。只要戴上生活百貨販售的簡單眼罩，效果就很好了，不過高功能眼罩的效果會更好，值得考慮購買。

①減少打鼾次數的 SNORE CIRCLE 眼罩

SNORE CIRCLE 智慧型止鼾眼罩
睡眠計 Snore Circle SC-04

②會釋放出舒眠電波的 Naptime 眼罩

搭載EEG（腦波計）技術的小睡專用智慧型舒眠眼罩
Naptime（iOS版）NP01_i 黑色

③用燈光舒適喚醒你的 ILLUMY 眼罩

具備模擬陽光喚醒功能的智慧型眼罩
ILLUMY ILLUMY01 Soundoasis 黑色

舒眠技巧7

訂製符合自己睡眠特性的專屬芳香精油

各種研究都證明了芳香具有舒眠的效果。雖然研究指出薰衣草的效果最好，但個體差異還是很大。因此，各位需要選出能讓自己舒眠的芳香精油。最好的作法是取得專門爲你的睡眠調配的精油，作爲最強的舒眠用品，隨時隨地都能舒適好眠。

①測量腦波變動來調配精油

②委託芳療師調配精油

③親自到香氛精油專櫃試聞選購

Eurasian Publishing Group
圓神出版事業機構
用心與你對話・網野無限寬廣
如何出版社
Solutions Publishing

www.booklife.com.tw reader@mail.eurasian.com.tw

Happy Body 194

快眠地圖：按圖索驥保你一生舒眠！高效工作者必備

作　　者／角谷Ryo
譯　　者／陳聖怡
發 行 人／簡志忠
出 版 者／如何出版社有限公司
地　　址／臺北市南京東路四段50號6樓之1
電　　話／（02）2579-6600・2579-8800・2570-3939
傳　　真／（02）2579-0338・2577-3220・2570-3636
副 社 長／陳秋月
副總編輯／賴良珠
責任編輯／張雅慧
校　　對／張雅慧・柳怡如
美術編輯／林韋伶
行銷企畫／陳禹伶・朱智琳
印務統籌／劉鳳剛・高榮祥
監　　印／高榮祥
排　　版／莊寶鈴
經 銷 商／叩應股份有限公司
郵撥帳號／18707239
法律顧問／圓神出版事業機構法律顧問　蕭雄淋律師
印　　刷／龍岡數位文化股份有限公司
2023年1月　初版

HATARAKU ANATA NO KAIMINCHIZU
by Ryo Sumiya

定價 380 元　ISBN 978-986-136-649-4

人體、疾病及醫學趣味入門，疫病時代必備書！
引導你以宏觀趣味的角度來看待人體與醫學，
不僅能讓你對人體構造、精良機能嘆爲觀止，
還幫你解開了常見的疾病和醫藥背後的謎團。

——《了不起的人體》

國家圖書館出版品預行編目資料

快眠地圖：按圖索驥保你一生舒眠！高效工作者必備/角谷Ryo著；
陳聖怡譯. -- 初版. -- 臺北市 : 如何出版社有限公司, 2023.01
272 面；14.8×20.8公分 --（Happy Body；194）

ISBN 978-986-136-649-4（平裝）
1. CST：睡眠 2.CST：健康法

411.77 111019447